下肢慢性静脉疾病超声诊断

从基础到临床

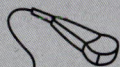

主　审 ◎ 何　文　袁建军

主　编 ◎ 朱好辉　马春燕　张　巍

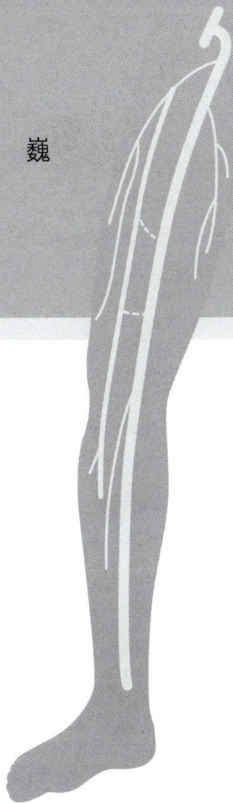

科学技术文献出版社

SCIENTIFIC AND TECHNICAL DOCUMENTATION PRESS

·北京·

图书在版编目（CIP）数据

下肢慢性静脉疾病超声诊断：从基础到临床 / 朱好辉，马春燕，张巍主编. -- 北京：科学技术文献出版社，2024. 9. -- ISBN 978-7-5235-1893-9

Ⅰ．R543.604

中国国家版本馆 CIP 数据核字第 2024X2P348 号

下肢慢性静脉疾病超声诊断——从基础到临床

策划编辑：张　蓉　责任编辑：崔凌蕊　郑　鹏　责任校对：张吲哚　责任出版：张志平

出　版　者	科学技术文献出版社
地　　　址	北京市复兴路15号　邮编 100038
编　务　部	（010）58882938，58882087（传真）
发　行　部	（010）58882868，58882870（传真）
邮　购　部	（010）58882873
官方网址	www.stdp.com.cn
发　行　者	科学技术文献出版社发行　全国各地新华书店经销
印　刷　者	北京地大彩印有限公司
版　　　次	2024 年 10 月第 1 版　2024 年 10 月第 1 次印刷
开　　　本	889×1194　1/32
字　　　数	94千
印　　　张	3.625
书　　　号	ISBN 978-7-5235-1893-9
定　　　价	36.00元

主审简介

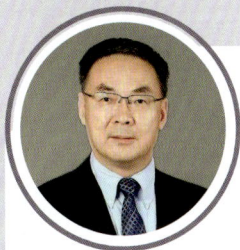

何 文

主任医师，教授，博士研究生导师，首都医科大学附属北京天坛医院超声科主任，首都医科大学超声医学系主任。

【社会任职】

现任中国医师协会超声医师分会会长、毕业后医学教育超声医学科专业委员会主任委员，中国卒中学会超声医学分会会长，中国医学影像技术研究会副会长、超声分会主任委员，中华医学会超声医学分会委员，北京医学会超声医学分会副主任委员；担任《中华超声影像学杂志》《中国医学影像学杂志》等杂志副主编。

【学术成果】

承担科技部、国家自然科学基金重点项目等 12 项；发表学术论文 300 余篇，其中 SCI 收录论文 100 余篇；先后获得"国之名医（卓越建树奖）"、"天坛名医"、王忠诚式优秀医务工作者、中国医师奖等荣誉称号。

主审简介

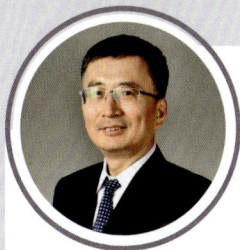

袁建军

一级主任医师，博士研究生导师，河南省人民医院（郑州大学人民医院）超声科，河南省超声医学质量控制中心主任。

【社会任职】

现任河南省人民医院（郑州大学人民医院）首席专家，中国医师协会超声医师分会副会长，中华医学会超声医学分会顾问，中国医学影像技术研究会副会长，中国研究型医院协会超声专业委员会副主任委员，河南省超声医学质量控制中心主任委员，《中国医学影像学杂志》副主编；曾任中华医学会超声医学分会常务委员，河南省医师协会超声医师分会会长，河南省医学会超声医学分会主任委员。

【专业特长】

从事超声影像诊断工作40多年，具有丰富的临床工作经验，擅长心血管系统疾病的超声诊断。

【学术成果】

享受国务院政府特殊津贴专家，河南省卫生科技领军人才，河南省学术技术带头人；获得河南省科技进步奖二等奖6项、河南省医学科技成果奖一等奖5项，先后获得第八届中国医师奖、中国杰出超声医师奖、第二届"国之名医·卓越建树"，全国卫生系统先进工作者、全国医德标兵、全国白求恩式超声医师、全国优秀超声医学专家等荣誉称号。

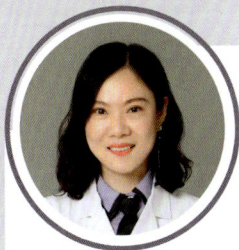

朱好辉

主任医师，教授，博士研究生导师。
河南省人民医院超声医学科主任。

【社会任职】

现任中国医师协会超声医师分会血管超声专业委员会副主任委员，中华医学会超声医学分会浅表组织和血管学组委员，国家卫生健康委员会脑卒中防治专家委员会血管超声专业委员会常务委员，中国中医药信息学会超声医学分会副会长等。

【专业特长】

从事超声影像诊断工作 20 余年，擅长心脏及血管疾病超声诊断。

【学术成果】

主持国家自然科学基金等国家级、省部级项目 10 余项；发表论文 100 余篇，其中 SCI 及中华核心期刊收录论文 60 余篇；享受河南省政府特殊津贴专家，河南省学术技术带头人，河南省优秀青年科技专家，河南省卫生健康中青年学科带头人，河南省青年科技奖获得者。

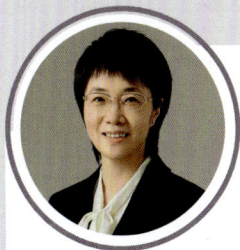

马春燕

教授，主任医师，辽宁省影像医
学临床医学研究中心主任。

【社会任职】
现任辽宁省医学会超声医学分会主任委员等。

【专业特长】
擅长心血管超声诊断及新技术应用研究。

【工作经历】
2001 年至今，在中国医科大学附属第一医院工作。

【学术成果】
主持国家级、省市级科研项目 10 余项，主持全国多中心研究 6 项；发表学术论文 100 余篇，出版著作 4 部；获省级科研奖励 6 项等。

主编简介

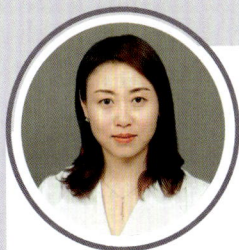

张　巍

博士、主任医师、教授、博士研究生导师，美国哈佛大学博士后，首都医科大学附属北京天坛医院超声科副主任、党支部书记。

【社会任职】

现任中国医师协会超声医师分会常务委员、腹部专业组主任委员、介入专业委员会及青年委员会副主任委员，中国老年医学学会超声分会副会长，中国医学影像技术研究会超声分会副主任委员。

【专业特长】

擅长腹部浅表系统超声诊断与介入性治疗。

【学术成果】

荣获中国优秀青年超声医师、"国之名医·青年新锐"称号；承担国家自然科学基金、教育部课题、北京市自然科学基金重点项目等多项国家级与省部级课题。

编委会

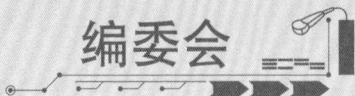

序　言

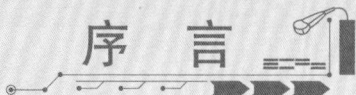

在医学领域，下肢静脉疾病的诊断与治疗一直是一个极具挑战的课题，尤其是下肢静脉功能障碍的评估，它不仅要求医师具备扎实的理论知识，还需要精湛的操作技能。超声多普勒技术的发展，为我们提供了一种非侵入性的高效的手段来评估和诊断下肢静脉功能，这无疑是医学领域的一大进步。在此背景下，《下肢慢性静脉疾病超声诊断——从基础到临床》一书的问世，为广大临床医师、医学生及相关研究人员提供了一本实用的指导手册，其意义重大，影响深远，值得推广。

作为本书的主审，我们深感荣幸能参与这一重要著作的出版过程。在仔细阅读和审校全书内容的过程中，我们被作者们对每一个细节的精准把握和对专业知识深入浅出的呈现方式所深深打动。本书从基础知识的讲解到临床应用的深入探讨，再到特殊情况下的诊断技巧，每一部分都体现了作者们对专业的热爱和对医学教育的责任感。

书中不仅详细介绍了下肢静脉功能超声评估技术的基础原理和操作流程，更重要的是，它通过大量的临床案例和图像资料，使读者能够快速掌握如何在实际工作中应用这一技术来诊断和治疗下肢静脉病。这种理论与实践相结合的教学方式，无疑将极大地提高学习者的学习效率和临床操作能力。

此外，本书还特别强调了在面对复杂临床情况时的超声评估策略：从深静脉系统的评估到复杂水肿情况的鉴别诊断，如何根据不同的病理变化选择最合适的评估方法，以及如何解读超声图像。这些内容都是基于作者们丰富的临床经验和深入的学术研究。该书不仅为读者提供了一个全面了解下肢静脉功能评估的窗口，更为临床医师在面对复杂病例时提供了宝贵的参考和指导。

我们坚信，本书将成为下肢静脉疾病诊治领域的一部经典著作，它不仅能够帮助新手快速入门，还能使经验丰富的临床医师提升诊疗技能，更重要的是，它将促进超声技术在静脉疾病诊治中的广泛应用和发展。衷心推荐每一位关注和从事下肢静脉疾病诊治工作的专业人士阅读本书，相信它会为您带来新的启发和收获。

何文 李平峰

2024 年 2 月 24 日

前　言

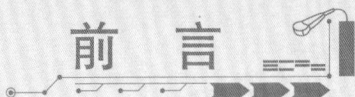

在医学的广阔天地中，下肢静脉疾病一直是一个常见但经常被忽视的问题。许多患者因为疾病初期症状不明显而延误治疗，等到病情加重时才寻求医疗帮助。既往的诊断方法，如静脉造影等，虽然能提供确切的诊断信息，但其侵入性操作让很多患者望而却步，特别是对于那些对手术或其他有创操作有恐惧心理的人。同时，非侵入性的检查方法虽然患者更容易接受，但长期以来缺乏统一的规范和标准，使得诊断结果的准确性和可靠性受到质疑。因此，下肢静脉疾病的诊疗一直是一个充满挑战的领域。特别是在下肢静脉功能障碍的诊断与治疗过程中，准确评估静脉系统的血流动力学情况对于指导临床决策至关重要。

过去几十年，随着医疗技术的飞速进步，超声多普勒技术的引入和发展，为我们提供了一个窗口，使我们能够以前所未有的精确度观察和理解下肢静脉系统。相较其他影像技术，超声能够精确到毫米级别描述下肢静脉解剖，这一精细程度前所未有，使我们能够如"绣花"般精准地对疾病进行定位和治疗。不仅如此，超声还极大地丰富了我们对静脉血流动力学的认识，使我们从过去对疾病原因和机制的片面理解，跃升到对表浅静脉系统功能失调的全面洞察。超声评估不仅是治疗静脉曲张的"指南针"，指引我们安全、高效地完成每一次治疗；也是术后跟踪患者恢复情况的"明镜"，帮助我们全面评估治疗效果，提升患者的生活质量。

《下肢慢性静脉疾病超声诊断——从基础到临床》一书的编写初衷，就是希望通过深入浅出的方式，为医学生、超声科医师、临床医师及静脉疾病研究者提供一个全面、系统的关于下肢静脉功能超声评估的方法学指导。本书旨在连接基础医学与临床实践之间的鸿沟，使读者能够在掌握下肢静脉解剖结构和功能基础知识的同时，理解和应用超声技术在临床上的具体操作、诊断和指导治疗以及疗效评估价值。

本书内容全面、翔实，从静脉解剖的精细描述到血流动力学变化的复杂机制，从超声技术的基本原理到其在临床诊断、治疗及术后随访中的应用，几乎涵盖了此领域的全部内容。此外，本书还特别提到临床中遇到的特殊情况和挑战，如下肢浅静脉系统的评估、腿部水肿的鉴别诊断等，并提供了大量的实用技巧和临床经验分享，旨在提供给读者更为广阔的视野和更深层次的理解。

本书力求用通俗易懂的语言解释复杂的医学概念，同时通过大量的图、表和真实病例分析，帮助读者在理论学习与临床实践之间建立起直观的联系。正如孔子所言，"知之为知之，不知为不知，是知也"。我们期待本书能够激发读者的学习兴趣，提升其专业技能，并在未来的医疗实践中，能够以更加科学、有效的方式诊治下肢慢性静脉疾病。

随着医学技术的不断进步和发展，我们相信，对下肢静脉功能的超声评估将会更加精准、高效。希望本书成为您在学习过程中的良师益友，伴随着每一位致力于改善患者生活质量的医疗专业人士，共同探索、共同成长，为患者带来希望和健康。

2024 年 2 月 24 日

目　录

第一章

静脉超声基本原理

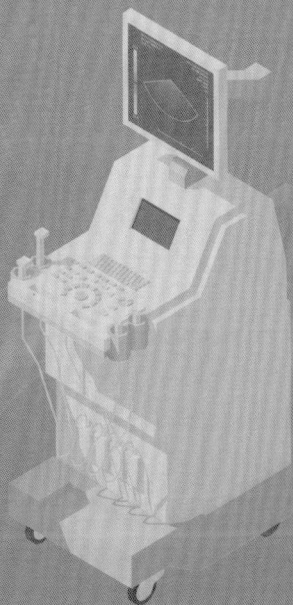

第一节　超声成像原理

一、图像构成及要素

超声设备产生和接收超声波，并利用频率、相位和振幅三种超声特性生成超声图像，用于诊断的超声波频率为1~30 MHz。在保证足够组织穿透力的前提下，肢体静脉超声检查通常选择高频率的超声波。随着频率的增加，分辨力也会提高。相位通过正负切换进行控制。振幅变化反映了声压力，并提供有关组织反射特性的信息。反射回波振幅越强，则对应像素点在图像中显示得越亮，从而增强了图像对比度。

超声图像质量取决于空间分辨力和时间分辨力。空间分辨力描述了在图像中区分相邻点的能力，包括轴向分辨力、侧向分辨力和横向分辨力。轴向分辨力代表了沿声波传播方向区别相邻点的能力；侧向分辨力代表在与声束轴线垂直的平面，探头长轴方向上的分辨力；层厚分辨力表示在与声束轴线垂直的平面上，在探头短轴方向上的分辨力。时间分辨力指在相同位置上区分两个时间点信号的能力。

二、多普勒及血流速度测量

多普勒超声依靠频率和相位分析评估血液流动。为了获得所需的信号强度，在脉冲多普勒和彩色多普勒中采用比灰阶超声中更低的频率。灰阶超声频率为7.5 MHz时，彩色多普勒频率通常为5 MHz。血流检测应用多普勒原理，通过红细胞反射回波来获得管腔中血液流动的情况，流动血液产生的回波频率会根据其速度和方向发生变化。随着血流速度加快，发射与接收到的频率之间差异也增大，这种差异被称为多普勒频移。

如果已知声束与血流方向之间的角度，即多普勒角度，则能够计算出流速。当多普勒角度大于60°时，计算出的血流速度不准确；如果多普勒角度为90°，则无法检测到血流速度。理论上多普勒角度越接近0°，速度测量结果就越可靠。

三、连续多普勒、脉冲多普勒及彩色多普勒

如果连续发送和接收多普勒信号，则可以检测到沿发射和接收

声束方向的血液流动，但无法确定连续模式下的深度。这种获得血流频谱的方式称为连续多普勒（continuous wave Doppler，CW）。

与CW不同，脉冲多普勒（pulsed wave Doppler，PW）间歇性地发射声波，并在两次发射的脉冲之间接收反射回波。仪器会在固定的时间窗内分析信号，该时间窗对应特定的深度。检查者将取样容积放置于血管中某一深度位置来定义这个时间窗，从而获取该深度处的血流频谱。

彩色多普勒超声（color Doppler ultrasound，CDUS）中，以颜色编码表示血流相对于探头的流动方向和速度。虽然操作者可以更改颜色编码方式，但通常采用红色代表朝向探头的流动，而蓝色表示背离探头的流动。在彩色多普勒图像中，彩色标尺的上半部分代表血流朝向探头流动时所显示的颜色，且颜色越亮，频移越高、流速越大；下半部分代表血流背离探头流动时所显示的颜色，颜色越亮，频移越高、流速越大。

第二节　超声设备、技术和伪像

一、超声检查设备及探头的选择

检查仪器需配备适合静脉血管超声检查的探头，并对低速血流敏感。静脉血管超声检查根据检查部位和深度可采用不同频率的线阵或凸阵探头。高频线阵探头近场分辨力较高，但声波穿透力较弱，远场分辨力较低，适合浅表血管成像，线阵成像宽度受探头长度限制，梯形扩展成像模式可通过偏转探头外侧元件使图像宽度增加约20%。低频线阵或凸阵探头穿透力更强，适用于腹部和大腿部深静脉的超声检查。

二、超声成像技术

随着超声成像技术的不断发展和进步，多种成像技术被应用于静脉超声检查，提高了图像质量，为临床提供了更多有价值的信息。

组织谐波成像提取包含组织声学特征的二次谐波信号用于成像，显著提高了图像的空间分辨力和对比度。复合成像技术通过应用不同角度的声束扫查目标，明显减少了图像伪像，提高了灰阶超声图像质量，在血管超声成像中有助于消除钙化斑块后方的声影和声衰减。传输频率编码技术对接收的信号频率进行识别并删除伪影信号，有助于优化图像质量。

全景成像技术通过在长轴方向上以恒定的速度移动探头并进行图像采集获得包含更宽视野的全景图像，提供对扫查区域更好的概览[1]。三维血管超声成像通过在组织区域内移动探头采集大量的数据并重建生成三维血管图像，可实现从不同深度和角度观察血管及其病变的解剖结构[2]。

灰阶血流成像技术（B-mode blood flow imaging，B-flow）可以显示运动红细胞的灰阶信号，它可以克服多普勒超声角度依赖性和彩色外溢的缺点，更加清晰地显示血管、斑块及小血栓等的边界[3]（图1-1A）。

超微血流成像技术（superb microvascular imaging，SMI）通过识别和消除组织运动的杂乱信号，将低速微小血流信号从组织运动伪像中有效分离，从而低噪声、高敏感、高分辨力地显示微细低速血流[4]。在静脉疾病中SMI可用于排除深静脉血栓及评价血栓治疗后的再通情况（图1-1B）。

血管超声造影（contrast-enhanced ultrasound，CEUS）通过造影剂微泡产生的强反射来增强器官内血管、腹部及外周血管的显影，它在静脉疾病中的重要应用是提高深静脉的显影效果，排除深静脉血栓以及鉴别瘤栓与血栓[5]（图1-1C）。

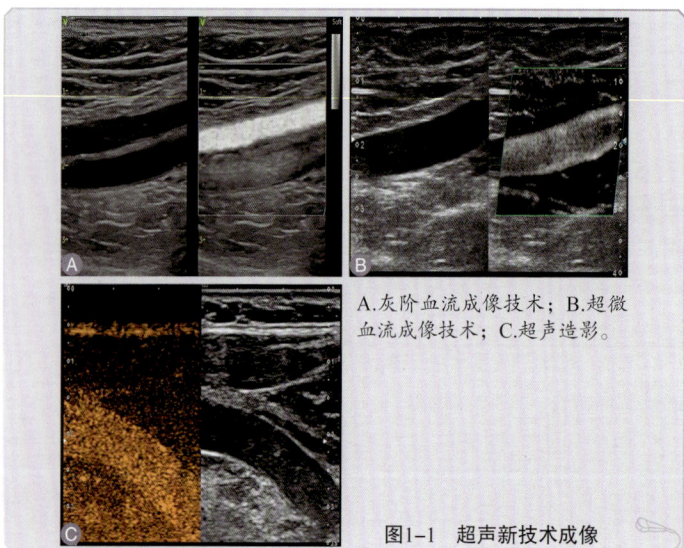

A.灰阶血流成像技术；B.超微血流成像技术；C.超声造影。

图1-1　超声新技术成像

三、超声伪像

由于超声波的固有特性，在静脉超声检查时也常会出现一些导致图像失真的伪像，需要操作者准确识别。

（一）二维超声常见伪像

在钙化或混合回声后方出现回声信号的消失或减弱（后方声影）（图1-2A）；在囊性结构后方出现回声信号增强（后方回声增强）；声波在较大的囊肿或血管短轴的侧缘发生全反射而产生侧后方回声信号消失（侧边声影）（图1-2B）；声波在血管前壁发生多次反射，反射信号投射到血管腔内形成多条稍高回声带，强度依次递减（混响伪像）（图1-2C）。

（二）多普勒超声常见伪像

多普勒超声所检测的最大速度受Nyquist极限限制，脉冲重复频率应是多普勒频移的2倍以上，否则将出现混叠，频谱表现为血流方向的倒错，彩色图像表现为血流颜色的翻转（混叠现象）（图1-2D，图1-2E）；彩色增益过高或脉冲重复频率过低会引起血管内血流信号外溢，影响血管边界、静脉瓣膜及小血栓的显示（彩色外溢）（图1-2F），在静脉血栓筛查时需进行血管加压以避免彩色外溢伪像造成的血栓漏诊。

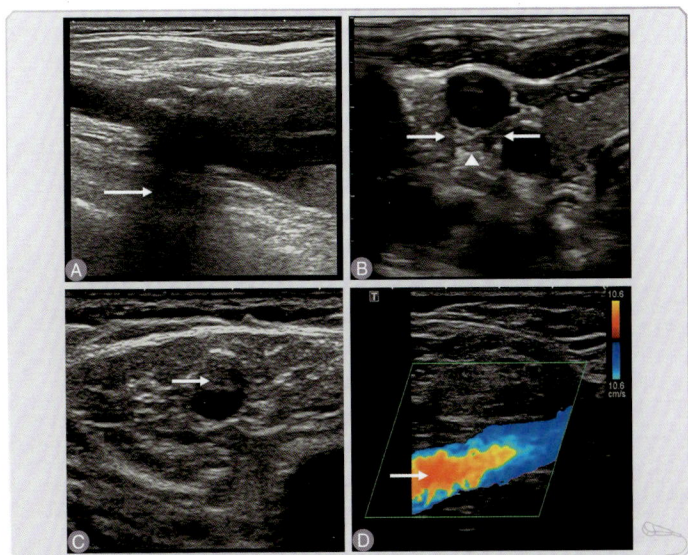

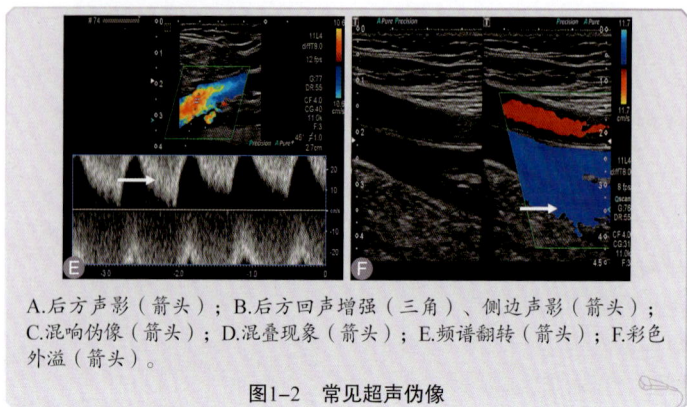

A.后方声影（箭头）；B.后方回声增强（三角）、侧边声影（箭头）；
C.混响伪像（箭头）；D.混叠现象（箭头）；E.频谱翻转（箭头）；F.彩色
外溢（箭头）。

图1-2 常见超声伪像

第三节　检查模式的选择

一、超声检查模式

静脉超声检查常用三种模式：二维灰阶超声、彩色多普勒超声和频谱多普勒超声。每种模式提供的信息不同，需根据检查目的选择合适的模式。

（一）二维灰阶超声

作为基础成像模式，用于评估静脉的形态学特征，如管径、管壁结构、管腔情况、血管走行、毗邻关系及血管的可压闭性（图1-3A）。

（二）彩色多普勒超声

在二维灰阶超声成像的基础上叠加彩色血流信息，可以显示血流方向、速度和充盈情况，可用于识别静脉反流、阻塞等病理状态（图1-3B）。

（三）频谱多普勒超声

频谱多普勒超声用于定量评估血流动力学参数，包括速度、方向、时相和流量等。将取样容积置于目标血管内，录及血流频谱。频谱多普勒在识别静脉回流障碍及反流方面至关重要，可提供比彩色多普勒更丰富的信息（图1-3C）。

实际操作中，通常联合使用多种成像模式以获得更全面的信息。此外，部分高端超声设备还提供了灰阶血流成像、超微血流成像等模式，可有效识别极低速微细血流。

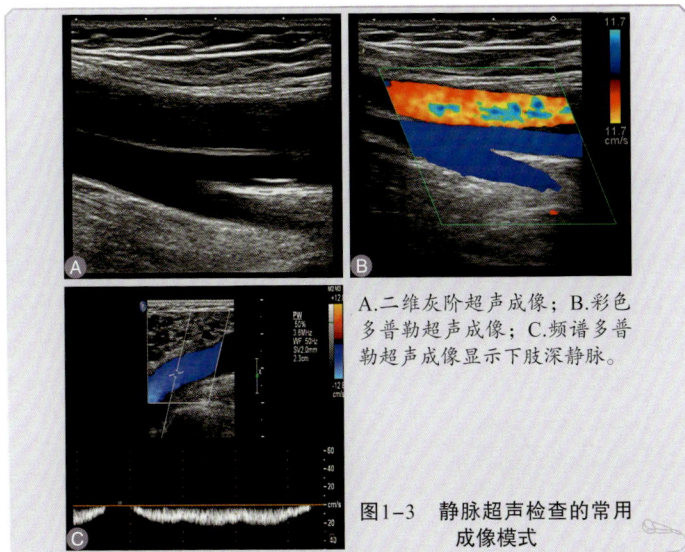

A.二维灰阶超声成像；B.彩色多普勒超声成像；C.频谱多普勒超声成像显示下肢深静脉。

图1-3 静脉超声检查的常用成像模式

二、超声设备的调节

新设备通常预设了针对静脉检查的理想参数，包括增益、深度、焦点、彩色取样框大小、频谱取样容积、脉冲重复频率和滤波等。操作者可以根据检查需求进行调节，以优化图像质量，提高诊断性能。

（一）二维超声关键参数设置

（1）增益：最佳增益设置应使静脉腔显示为无回声，周围皮下组织筋膜显示为等回声或者高回声。而高分辨力设备可以识别静脉内的红细胞，静脉腔内红细胞显示为细小、明亮且运动的点状图像。除通过增益调节旋钮调节整体图像灰度（增益）外，操作者还可以通过调节深度增益补偿对不同深度的灰度（增益）进行单独调整。

（2）深度：根据被检查区域深度和脂肪层厚度进行调整，应确保被检查血管位于图像的中心区域，一般设置为3～4 cm。

（3）焦点：应设置在静脉所在位置水平或略深一些，以获得清晰的静脉图像。

（二）多普勒超声关键参数设置

（1）彩色多普勒取样框大小：取样框大小应适中，过大会导致彩色识别缓慢。

（2）频谱多普勒取样容积：取样容积应与静脉直径相匹配，过大会带来血管壁运动产生的噪声信号。

（3）脉冲重复频率：由于静脉血流速度较慢，脉冲重复频率设置应相对较低，对应最佳流速设置范围介于5～15 cm/s。

（4）滤波：用于消除伪影并简化流量曲线，但过高的滤波设置可能导致慢速血流漏检，需要谨慎调整。

（5）操作技巧：调整参数时应注意参数之间的相互影响，例如增益过高会导致图像噪声增加，增加探测深度会导致脉冲重复频率相应减低。操作者应根据实际情况灵活调整，以获得最佳的图像质量。

现代设备拥有更快的处理器和更大的内存，参数调整对图像生成速度的影响较小，操作者应了解每个参数的最佳设置，以获得高质量的超声图像，为临床诊断提供可靠依据。

参考文献

[1] VALERA-CALERO J A, OJEDO-MARTÍN C, Fernández-de-las-Peñas C, et al. Reliability and validity of panoramic ultrasound imaging for evaluating muscular quality and morphology: A systematic review[J]. Ultrasound in Medicine & Biology, 2020,47(2):185-200.

[2] ZHANG X Y, ZHANG L, LI N, et al. Vascular index measured by smart 3D superb microvascular imaging can help to differentiate malignant and benign breast lesion[J]. Cancer Manag Res, 2019,11(1):5481-5487.

[3] LIN J M, HUANG G F, XIE Q C, et al. Application of B-flow imaging and its enhanced mode in perforator mapping[J]. Clin Radiol,2023,78(5):387-393.

[4] LI M, GUO R. Study on the consistency of angiogenesis in carotid plaque evaluated by contrast-enhanced ultrasound and superb microvascular imaging and its correlation with stroke occurrence[J]. J Ultrasound Med, 2024,43(4):771-779.

[5] SMITH Z T, BAGLEY A R, GUY D, et al. Ultrasound imaging of superficial venous thrombosis in the upper and lower extremities: closing the gap between clinical management guidelines and ultrasound practice parameters[J]. J Ultrasound Med, 2022,41(3):535-542.

（马春燕　张　巍　朱好辉）

第二章

下肢慢性静脉疾病总论

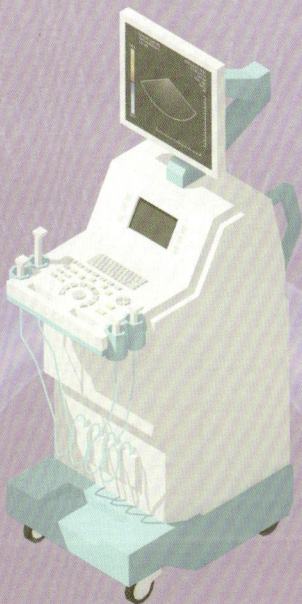

第一节　下肢慢性静脉疾病的概念

慢性静脉疾病（chronic venous disease，CVD）是指因静脉的结构或功能异常使静脉血回流不畅、静脉压力过高导致的一系列症状和体征为特征的综合征，以下肢沉重、疲劳和胀痛、水肿、静脉曲张、皮肤营养改变和静脉溃疡为主要临床表现[1]。但并不是所有的下肢静脉异常都被称为一种"疾病"，因此国外学者引入了"慢性静脉功能失调（chronic venous disorder，CVD）"这一概念，以涵盖静脉系统形态和功能异常的全部范围[2]。

慢性静脉功能不全（chronic venous insufficiency，CVI）通常指较严重的晚期慢性静脉疾病，用于描述静脉系统的功能异常，产生水肿、皮肤改变、静脉溃疡等，对应临床表现-病因-解剖-病理生理临床分级C_3 ~ C_6级[3]。CVI与CVD的区别在于，后者纳入了更多处于疾病早期的患者，这些患者可能无症状/体征，或者症状较轻，CVD概念的引入对患者早期治疗，延缓疾病进展具有重要意义。

第二节　下肢慢性静脉疾病的临床表现

一、CEAP分级

临床通常采用临床表现-病因-解剖-病理生理（clinical，etiological，anatomical，pathophysiological，CEAP）分级（表2-1，表2-2）来描述CVD的严重程度，能详细记录特定时间点的疾病状态。

表2-1　2020年更新的CEAP分级[4]

分级	描述
临床分级（C）	
C_0	无可见的静脉疾病体征
C_1	毛细血管扩张症和（或）网状静脉丛扩张

续表

分级	描述
C_2	静脉曲张
C_{2r}	复发性静脉曲张
C_3	水肿
C_4	继发于 CVD 的皮肤和皮下组织改变
C_{4a}	色素沉着或湿疹
C_{4b}	皮下脂肪硬化症或白色萎缩症
C_{4c}	环状静脉扩张
C_5	已愈合溃疡
C_6	活动性溃疡
C_{6r}	复发性溃疡
有无症状：脚注 "S" 或脚注 "A"	S：有症状的，包括隐痛、疼痛、紧绷感、皮肤刺激性、沉重感、肌肉痉挛和其他可归因于静脉功能障碍的主诉； A：无症状的
病因学分级（E）	
E_p	原发性
E_s	继发性
E_{si}	继发于静脉内病因
E_{se}	继发于静脉外病因
E_c	先天性
E_n	无法明确病因
解剖学分级（A）	
A_s	浅静脉
A_d	深静脉
A_p	穿静脉
A_n	无法确定解剖学部位
病理生理学分级（P）[*]	
P_r	反流
P_o	阻塞
$P_{r,o}$	反流和阻塞
P_n	无法明确病理生理学改变

[*]病理生理分级报告必须附有相关的解剖位置（表2-2）。

表2-2　2020年更新的CEAP分级：解剖学（A）分级汇总[4]

解剖学分级	节段数 *	新的解剖学位置 †	描述
A_s（浅静脉）			
	1	Tel	毛细血管
	1	Ret	网状静脉
	2	GSVa	膝上大隐静脉
	3	GSVb	膝下大隐静脉
	4	SSV	小隐静脉
	—	AASV	前副隐静脉
	5	NSV	非隐静脉
A_d（深静脉）			
	6	IVC	下腔静脉
	7	CIV	髂总静脉
	8	IIV	髂内静脉
	9	EIV	髂外静脉
	10	PELV	盆腔静脉
	11	CFV	股总静脉
	12	DFV	股深静脉
	13	FV	股静脉
	14	POPV	腘静脉
	15	TIBV	小腿（胫）静脉
	15	PRV	腓静脉
	15	ATV	胫前静脉
	15	PTV	胫后静脉
	16	MUSV	肌肉静脉
	16	GAV	腓肠肌静脉
	16	SOV	比目鱼肌静脉
A_p（穿静脉）			
	17	TPV	大腿穿静脉
	18	CPV	小腿穿静脉
A_n（无法确定解剖学位置）			

* 为2004年修订的CEAP临床分级中使用的解剖节段数。

† 为在每个病理生理学（P）级别下，需要报告新的特定解剖位置，以确定对应P级别的解剖位置。

二、症状

CVD的症状多变，且发病率较高，影响患者的生活质量，症状随年龄增长而加重，且更常见于女性。患者可表现为下肢沉重感、腿部疲劳、肿胀感、皮肤瘙痒、夜间腿部痉挛、搏动感、灼烧痛、腿部疼痛，这些会因久站久坐而加重。严重者在运动时还会产生静脉性跛行，这可能是由于运动时髂股和（或）下腔静脉水平流出道阻塞以及腘静脉卡压引起，导致行走能力受限[5]，表现为运动时疼痛加剧，必须停下休息。这些症状在站立和活动后加重，平卧、休息后明显减轻。

从C_0到C_6的所有CEAP临床分级可以出现相同的症状，但不一定与静脉高压及其严重性相关。CVD可以是无症状的，即使在具有广泛静脉曲张甚至CEAP分级为C_4和C_5级的肢体中，也可能存在静脉体征而没有任何CVD临床症状；另外，类似的症状也可能出现在患有其他下肢疾病的患者中[2]。

下肢沉重感、肿胀感、灼烧感、瘙痒及疼痛等症状的强度和数量与CEAP临床分级中更高的C级有关。疲劳、痉挛和不宁腿等症状并不是CVD特有的。

三、体征

在CVD中，每条肢体的临床体征为CEAP临床分级中的"C"部分，从C_0到C_6级。在CEAP临床分级中的CVD典型临床体征中未包括单侧髂静脉压迫导致的耻骨静脉曲张、IVC堵塞［深静脉血栓（deep venous thrombosis，DVT）、先天性缺如或发育不全、外部压迫等］引起的腹壁静脉曲张及女性盆腔静脉疾病引起的阴部静脉曲张[2]。

四、急性并发症

急性并发症在CVD患者中不常见。最常见的是大隐静脉血栓形成（superficial vein thrombosis，SVT），其可能局限于曲张的属支，也可以影响隐静脉主干，还可能延伸到深静脉系统伴发DVT，特殊情况下可引起肺栓塞。

另一种急性并发症是出血，通常与浅表静脉损伤或毛细血管扩张有关，但溃疡区域也可出现大量出血。由此导致大量失血甚至可能危及患者生命[2]。

第三节　下肢慢性静脉疾病的流行病学

CVD是常见的血管疾病，由炎症反应以及各种原因导致的静脉高压共同作用所致，发病率随年龄的增长而增加，平均发病年龄为53.4岁，主要为女性（67.5%）[6]。最近发表的一篇关于CVD全球流行病学的系统评价包括了6大洲的32项研究[7]，其中19项研究纳入了每个临床分级（C）的综合患病率，分别为：C_0（有症状、无体征）为9%，C_1为26%，C_2为19%，C_3为8%，C_4为4%，C_5为1%，C_6为0.42%。其中C_2级的综合患病率在欧洲最高（21.0%），在非洲最低（5.5%）。在平均随访13.4年的时间里，31.9%的CVD患者病情进展，22%的C_2级患者在6年内进展为下肢静脉性溃疡。CVD的常见危险因素包括女性、年龄、肥胖、长期站立、阳性家族史和经产次数。

在我国，下肢CVD的流行病学研究较少，缺乏对一般人群的流行病学调查资料[8]。迄今为止，只有张培华等[9]在1988—1990年对上海、山东、江苏、安徽、浙江五省市一般人群的周围血管病调查，以及相应省市对各自数据的整理报道。调查结果显示，一般人群中周围血管病的患病率为8.89%，下肢浅静脉曲张的患病率为8.56%。对不同职业人群的CVD流行病学调查主要针对的是下肢静脉曲张，研究涉及的职业人群主要有医务人员、工人、交警、军人、教师、导购员等。值得一提的是，医务人员的下肢静脉曲张患病率从6.10%到71.55%不等，其中护理人员的患病率（8.00%~71.55%）高于其他医务人员和其他职业人群[8]。

CVD包括的病变广泛，从无任何症状的微小毛细血管扩张到严重的经久不愈的溃疡，在人群中较为常见，但轻微病变往往被忽视，发展到重度病变时可造成大量劳动力的损失和社会卫生经济资源的消耗。超声是下肢静脉功能不全首选的诊断方式，可通过对深静脉和浅静脉直径、通畅性、反流和循环通路等详细描述，进而指导临床制定个体化的治疗方案[10]。因此，了解下肢静脉的解剖、概念、病因、临床表现等；掌握超声检查方法、诊断标准、报告描述等；熟悉检查操作中的注意事项、常见问题及解决方法，对精确评估患者下肢静脉的病变情况至关重要。

参考文献

[1] 中华医学会外科学分会血管外科学组,中国医师协会血管外科医师分会,中国医疗保健国际交流促进会血管外科分会,等.中国慢性静脉疾病诊断与治疗指南[J].中华医学杂志, 2019,99(39): 3047-3061.

[2] DE MAESENEER M G, KAKKOS S K, AHERNE T, et al. European Society for Vascular Surgery (ESVS) 2022 Clinical Practice Guidelines on the Management of Chronic Venous Disease of the Lower Limbs[J].European journal of vascular and endovascular surgery, 2022, 63(2): 184-267.

[3] EKLOF B, PERRIN M, DELIS K T, et al. Updated terminology of chronic venous disorders: the VEIN-TERM transatlantic interdisciplinary consensus document [J].Journal of vascular surgery,2009,49(2):498-501.

[4] GLOVICZKI LURIE F, PASSMAN M, MEISNER M, et al. The 2020 update of the CEAP classification system and reporting standards[J]. J Vasc Surg Venous Lymphat Disord, 2020, 8(3): 342-352.

[5] PERRIN M, EKLOF B, VAN RIJ A, et al. Venous symptoms: the SYM Vein Consensus statement developed under the auspices of the European Venous Forum[J]. Int Angiol, 2016, 35(4): 374-398.

[6] VUYLSTEKE ME, THOMIS S, GUILLAUME G, et al. Epidemiological study on chronic venous disease in Belgium and Luxembourg: prevalence, risk factors, and symptomatology[J].Eur J Vasc Endovasc Surg, 2015,49:432-439.

[7] SALIM S, MACHIN M, PATTERSON B O, et al. Global Epidemiology of Chronic Venous Disease: A Systematic Review With Pooled Prevalence Analysis[J].Ann Surg, 2021,274(6): 971-976.

[8] 何静,王军,杨涛.慢性下肢静脉疾病的流行病学研究现状[J].中国血管外科杂志（电子版）,2018,10(1):71-78.

[9] 张培华,蒋米尔,戴乐天,等.华东四省一市周围血管病调查研究[J].普外临床,1993,8:162-164.

[10] ADLER C, MOUSA A, RHEE A, et al. Varicose Veins of the Lower Extremity: Doppler US Evaluation Protocols, Patterns, and Pitfalls[J]. Radiographics: a review publication of the Radiological Society of North America, Inc,2022,42(7):2184-2200.

（吴　铭　朱好辉）

第三章

下肢静脉系统解剖

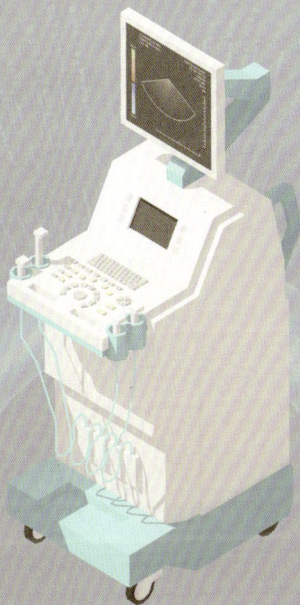

第一节 下肢静脉正常解剖

深静脉位于深筋膜深面，与同名动脉和神经伴行，收集所有浅静脉及肌肉静脉的血液，主要包括股总静脉、股静脉、股深静脉、腘静脉、胫后静脉、胫前静脉、腓静脉、肌肉静脉及深静脉间的交通静脉。小腿段成对的胫后静脉和腓静脉连接形成胫腓干，胫腓干和胫前静脉汇合为腘静脉，部分小腿段肌肉静脉（主要是腓肠肌静脉）直接汇入腘静脉。腘静脉于收肌管内上行成为股静脉。股静脉与股深静脉在腹股沟处汇合形成股总静脉。在深静脉系统中，股总静脉通常存在1组瓣膜，股静脉通常存在2～4组瓣膜，小腿深静脉通常存在约12组瓣膜。

浅静脉主要位于皮下浅筋膜内，多不与动脉伴行，主要包括大隐静脉（great saphenous vein，GSV）和小隐静脉（small saphenous vein，SSV）及其属支、副隐静脉、浅静脉间的交通静脉。通常情况下大隐静脉、小隐静脉主干走行于隐筋膜腔内，在超声图像上表现为"眼征"，属支及其他浅静脉位于隐筋膜腔之外。

大隐静脉在足内侧缘起自足背静脉弓，经内踝前方沿小腿内侧、膝关节内后方、大腿内侧向上走行，于腹股沟区汇入股总静脉。大隐静脉于腹股沟区汇入股静脉前，通常有至少2组瓣膜：终瓣膜和次终瓣膜，通常认为终瓣膜位于第一个属支汇入点的近心端，次终瓣膜位于最后一个属支汇入点的远心端，但瓣膜的数量和位置也有较多变异[1]。大隐静脉和小隐静脉在小腿段存在10～12组瓣膜。

小隐静脉在足外侧缘起自足背静脉弓，自外踝后方沿小腿后方上行，通常于腘窝处汇入腘静脉。

交通静脉指同一系统内的静脉连接，如连接深静脉与深静脉或浅静脉与浅静脉之间的静脉。穿静脉指穿过深筋膜，连接深、浅静脉之间的静脉，引流浅静脉血液至深静脉。单侧下肢有60～150组穿静脉（图3-1），在大小和分布上变化很大。大腿、小腿和足部分布密度比为1∶2∶8。60%的穿静脉，尤其是有解剖命名的穿静脉，都有动脉伴行，并依其长度不同，有1～3组瓣膜。当直径小于1 mm时，也可能没有瓣膜。它们斜行或呈"S"形穿入肌肉，肌肉收缩时将其压闭来阻止反流[2]。

足部穿静脉分为足背、足底、内侧和外侧4组（内侧和背侧属于大隐静脉区域）；踝部穿静脉分为前方、内侧和外侧3组（前、内属于大隐静脉区域，内侧又称Kuster穿静脉，位置较为固定，通常在距离地面4 cm处、内踝后方、后弓静脉远端）。小腿穿静脉主要分为内、外、前、后4组，内侧穿支即胫后（Cockett穿静脉，分为上、中、下3组）及胫旁（小腿中下段的Sherman穿静脉和小腿上段的Boyd穿静脉）穿静脉；小腿外侧穿静脉将侧面静脉丛与腓静脉连接起来；小腿前侧穿静脉将大隐静脉的前方属支连接到胫前静脉；小腿后方穿静脉分为腓肠肌内侧穿静脉（在小腿内侧）、腓肠肌外侧穿静脉（在小腿外侧）、小腿中部穿静脉（连接SSV与小腿深静脉，也称为May穿静脉）和足跟旁穿静脉（连接SSV与腓静脉，也称为Bassi穿静脉）。膝关节穿静脉根据其位置划分为膝关节内侧、膝上、膝关节外侧、膝下、腘窝穿静脉。大腿穿静脉根据其位置进行分组，在大腿内侧的是股管穿静脉（Dodd穿静脉）和腹股沟穿静脉，它们连接GSV（或其属支）和股静脉；大腿前穿静脉连接股四头肌静脉；大腿外侧穿静脉连接大腿外侧肌肉静脉；大腿后部穿静脉有大腿后内侧穿静脉（连接内收肌静脉）、坐骨穿静脉（位于大腿后部中线）、大腿后外侧穿静脉（连接股二头肌和半腱肌静脉，也称为Hach穿静脉）和阴部穿静脉。臀部的穿静脉分为上、中、下3组[3]。

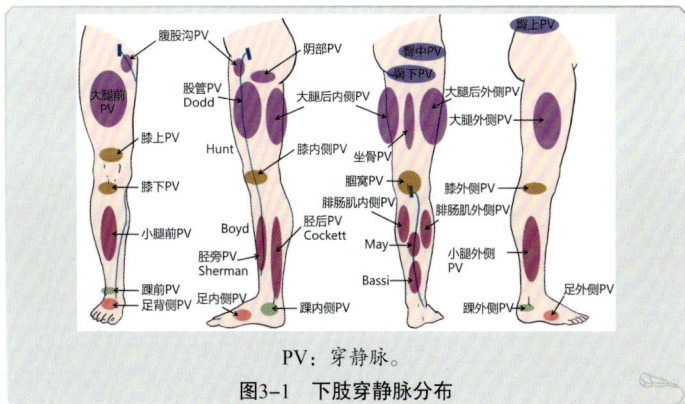

PV：穿静脉。

图3-1　下肢穿静脉分布

　　临床上意义较大的几组穿静脉主要是位于大腿内侧的Dodd、Hunterian穿静脉和膝关节内下的Boyd穿静脉以及踝关节内上方的Cockett穿静脉。

第二节　下肢静脉解剖变异

下肢静脉变异在正常人群中是较常见的[4]。最常见的解剖变异类型为静脉数量变异，约占总变异量的91%，其中主要变异为双大隐静脉，而静脉位置和解剖关系的变异相对少见，约占总变异量的9%。大隐静脉和小隐静脉的解剖结构变异可能导致隐静脉向心回流的主要通路变细、变长，血流阻力及腔内静脉压力增高，使得静脉壁变弱，血液回流不畅，从而引起浅静脉曲张。

一、大隐静脉的变异

大隐静脉的变异常为单侧性或多支性，可分为以下几种情况。

（1）大隐静脉节段性发育不全：指大隐静脉在走行过程中部分节段内径变细甚至不可显示。节段性不发育是指隐筋膜腔中部分大隐静脉节段缺失，其近端和远端的大隐静脉由皮下浅静脉连接，该段皮下浅静脉也称为桥静脉。静脉曲张患者的大隐静脉节段性发育不全的发生率比正常人群更高。

（2）双大隐静脉：同一隐筋膜腔内有两条大隐静脉主干，需与属支或副隐静脉走行在隐筋膜腔内的节段相鉴别，发生率不足1%（图3-2，图3-3）。对于双大隐静脉副支的走行路径可分为以下3种情况：大部分副支在大腿段即消失或汇入主干，小部分在腘窝与大隐静脉主干或小隐静脉汇合，极少数副支会超过腘窝达小腿段[4]。

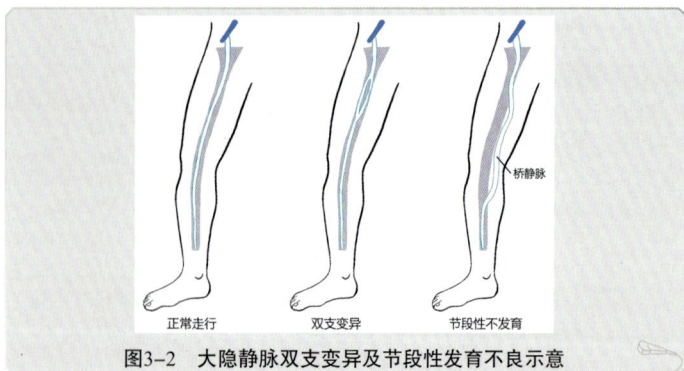

正常走行　　　双支变异　　　节段性不发育

图3-2　大隐静脉双支变异及节段性发育不良示意

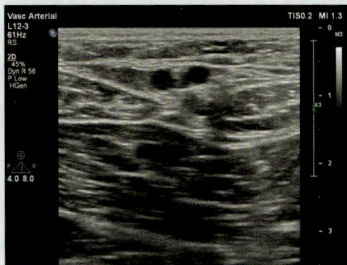

图3-3　大隐静脉双支变异超声

（3）副隐静脉：指在大隐静脉主干前、后或更加表浅位置与大隐静脉平行上行的静脉节段[4]（图3-4）。相对较常见的是前副隐静脉（anterior accessory saphenous vein，AASV），位于GSV的前方和外侧，通常引流至股外侧浅静脉，也可直接汇入大隐静脉。大腿AAGSV常位于大腿近端的股动脉前方（对齐征）。仅AAGSV功能不全时，GSV可表现为正常。大腿后副隐静脉（posterior accessory saphenous vein，PASV）走行于大腿后侧，相对少见，且与GSV的连接不恒定，较常引流至股内侧浅静脉，小腿后副隐静脉（又称后弓静脉）起自内踝后方，于小腿后内侧上行，在膝下汇入大隐静脉，可通过Cockett穿静脉与胫后静脉相连接；小腿前副隐静脉（又称前弓静脉）则引流至膝下小腿前方的浅静脉[5]。

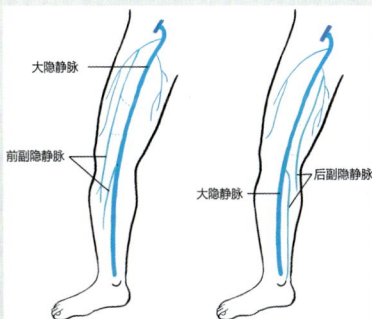

图3-4　副隐静脉示意

除此之外，大隐静脉汇入股总静脉前在腹股沟区接受5条较为固定的属支：旋髂浅静脉、腹壁浅静脉、阴部外静脉、股外侧浅静脉、股内侧浅静脉，属支的汇入模式通常多变（图3-5）[6]。

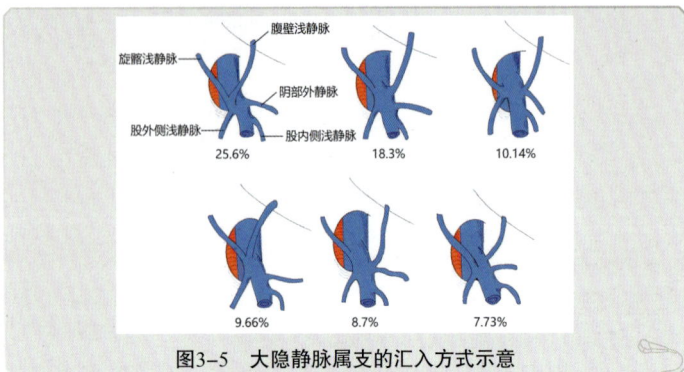

图3-5　大隐静脉属支的汇入方式示意

　　隐股交界是大隐静脉与深静脉之间的连接处，隐股交界也有许多解剖变异（图3-6）：①大隐静脉从股总动脉后方穿过；②大隐静脉从股动脉与股深动脉之间穿过；③大隐静脉沿股动脉走行；④股动静脉翻转；⑤双大隐静脉[7]。

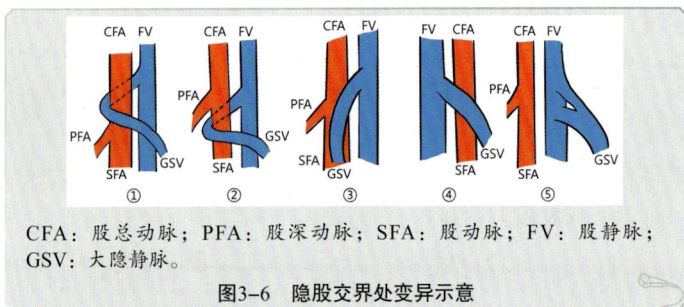

CFA：股总动脉；PFA：股深动脉；SFA：股动脉；FV：股静脉；GSV：大隐静脉。

图3-6　隐股交界处变异示意

二、小隐静脉的变异

　　小隐静脉的解剖形态异常较为少见，主要有如下几种类型。

　　（1）小隐静脉的数量变异：小隐静脉重复变异（4%）较大隐静脉常见；小隐静脉发育不全发生率仅1%，内径的减小通常出现在末端，此时小隐静脉通过位于小腿上1/3段的穿静脉将大部分血液引流到肌肉静脉；小隐静脉不发育尚未见明确报道。

　　（2）小隐静脉汇入部的变异（图3-7）：SSV在隐腘交界处汇入腘静脉，汇合点可位于腘静脉的后面、侧面、前外侧，SSV也可在近心端分为两支，一支汇入腘静脉，另一支向上延伸；SSV有时与腘静脉没有直接关系，沿大腿向上延伸；有时SSV先与肌肉静脉汇合，再汇入腘静脉。当SSV主干或属支向上延伸时，可汇入股内侧浅静脉、臀静脉或经穿静脉汇入深静脉，汇入大隐静脉时，该向上延伸支称为Giacomini静脉，Giacomini静脉本质上是一种特殊的连接大隐静脉和小隐静脉的隐间静脉。Giacomini静脉可能使反流从近端向SSV传递，反之，也可使反流从隐腘交界向上传递[8]。

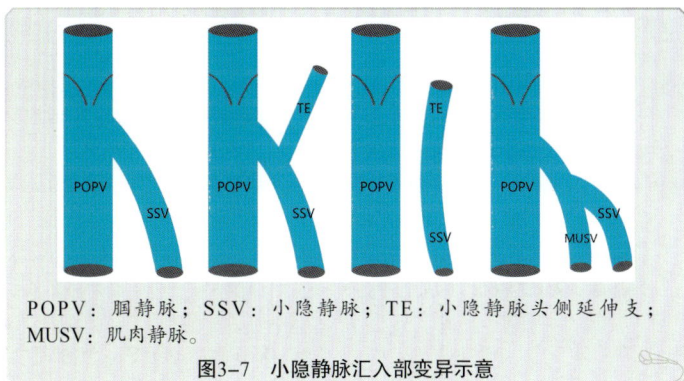

POPV：腘静脉；SSV：小隐静脉；TE：小隐静脉头侧延伸支；MUSV：肌肉静脉。

图3-7 小隐静脉汇入部变异示意

（3）小隐静脉的走行变异：①在小腿上、中、下各1/3段，小隐静脉均以走行于后正中线外侧多见；②在小腿下1/3段，有少数小隐静脉在上行途中可由正中线外侧斜行至内侧，也可由内侧斜行至外侧；③在小腿下1/3段，小隐静脉走行于后正中线的内侧。

参考文献

[1] MÜHLBERGER D, MORANDINI L, BRENNER E. Venous valves and major superficial tributary veins near the saphenofemoral junction[J]. J Vasc Surg, 2009,49 (6): 1562-1569.

[2] 牛鹿原,张欢,张福先.下肢静脉系统的解剖命名及超声学特征[J].中国血管外科杂志(电子版),2021,13(1):64-67.

[3] CAGGIATI A, BERGAN J J, GLOVICZKI P, et al. Nomenclature of the veins of the lower limbs: an international interdisciplinary consensus statement[J]. J Vasc Surg, 2002, 36 (2): 416-422.

[4] OĞUZKURT L. Ultrasonographic anatomy of the lower extremity superficial veins[J]. Diagn Interv Radiol, 2012,18 (4): 423-430.

[5] GLOVICZKI P, LAWRENCE P F, WASAN S M, et al. The 2022 Society for Vascular Surgery, American Venous Forum, and

American Vein and Lymphatic Society clinical practice guidelines for the management of varicose veins of the lower extremities. Part I. Duplex Scanning and Treatment of Superficial Truncal Reflux: Endorsed by the Society for Vascular Medicine and the International Union of Phlebology[J]. J Vasc Surg Venous Lymphat Disord, 2023, 11(2): 231-261.e6.

[6] 刘树伟, 李瑞锡. 局部解剖学(第八版)[M].北京:人民卫生出版社, 2013.

[7] QUICKERT T, ALAGHA M. A rare anatomical variation of great saphenous vein at the level of saphenofemoral junction[J].Radiol Case Rep, 2018, 13(6):1128-1129.

[8] CAVEZZI A, LABROPOULOS N, PARTSCH H, et al. Duplex ultrasound investigation of the veins in chronic venous disease of the lower limbs--UIP consensus document. Part II. Anatomy[J]. Vasa, 2007, 36(1):62-71.

（郭艳艳　余海歌　朱好辉）

第四章

下肢慢性静脉疾病的
病因及发病机制

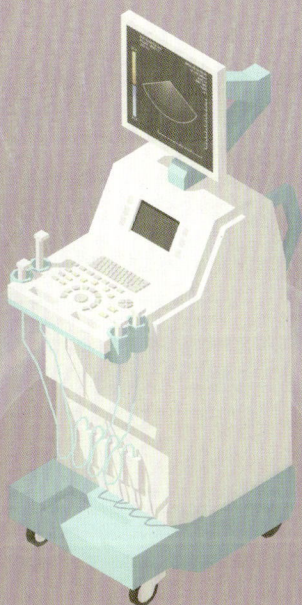

第一节　下肢慢性静脉疾病的病因

一、病因分类

根据病因可将CVD分为三大类：原发性、继发性及先天性。以原发性居多，约为66%；继发性占25%；先天性不到1%，其他原因占8%[1]。CVD其他危险因素还包括遗传、高龄、女性、久坐、长期肥胖、妊娠等。

（一）原发性

静脉瓣膜冗长、撕裂、变薄、黏附或先天缺如、发育不良等，均可导致血液回流障碍、静脉管腔扩张。由静脉瓣膜功能不全引起的血液反流是导致下肢静脉高压的主要原因（占77%～80%）[2]。

（二）继发性

任何因素导致近端静脉阻塞均可引起静脉回流障碍和静脉高压，包括血栓后综合征（post-thrombotic syndrome，PTS）、布加综合征（Budd-Chiari syndrome，BCS）、下腔静脉综合征、髂静脉压迫综合征（也称Cokett综合征或May-Thurner综合征）等。PTS是继发性CVD最常见的病因。

（三）先天性

先天性静脉发育异常即先天性静脉畸形，主要包括先天性静脉畸形骨肥大综合征（Klippel-Trenaunay syndrome，KTS），即KT综合征；血管-骨肥大综合征（Parkes-Weber syndrome，PWS），即PW综合征等。

二、静脉引流系统及静脉网

基于血流动力学的保留静脉的血流改道手术（cure conservatrice et hemodynamique de l′ insufficience veineuse en ambulatoire，CHIVA）创始人Franceschi将静脉按照形态学和功能区分为不同的系统（图4–1）[3]。

（1）R1系统：由位于肌筋膜下的下肢深静脉和连接深、浅静脉的穿静脉组成。

（2）R2系统：主要包括大、小隐静脉主干，多走行于隐筋膜腔内。由于AASV、PASV的近段也经常位于隐筋膜腔内，因此，他们也属于R2系统。

（3）R3系统：主要由大、小隐静脉属支及其他浅静脉组成，位于皮下浅筋膜，走行于隐筋膜腔外。

生理性静脉引流的方向总是从较高级别向较低级别流动，例如从隐静脉属支到主干（R3→R2），或直接到穿静脉（R3→R1），或从隐静脉主干到深静脉（R2→R1）。此后，由R1系统回流向心脏。反流即为这种生理性引流方向的反转，例如R1→R2，或R2→R3等。

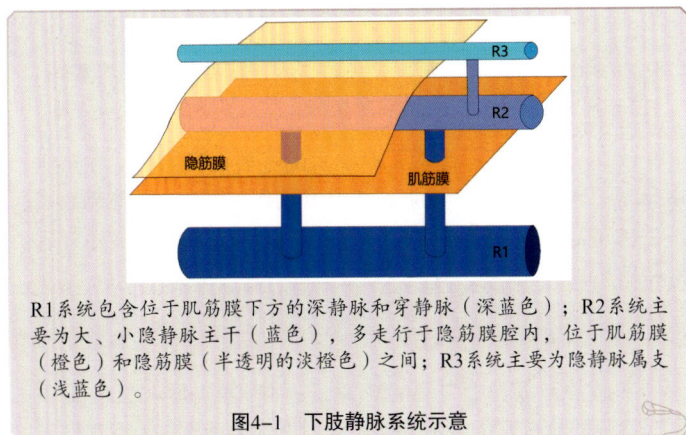

R1系统包含位于肌筋膜下方的深静脉和穿静脉（深蓝色）；R2系统主要为大、小隐静脉主干（蓝色），多走行于隐筋膜腔内，位于肌筋膜（橙色）和隐筋膜（半透明的淡橙色）之间；R3系统主要为隐静脉属支（浅蓝色）。

图4-1 下肢静脉系统示意

三、影响下肢静脉回流的因素

静脉血管中的血流方向主要取决于静脉两端的压力，影响下肢静脉回流的因素主要有以下几个方面。

（一）骨骼肌泵和静脉瓣膜

肌肉收缩时，近心端静脉瓣开放，促使静脉回流，远心端静脉瓣关闭，防止静脉反流，在腿部肌肉泵和静脉瓣膜的联合作用下，推动下肢静脉血液流向心脏。肌肉舒张时，近心端静脉瓣关闭，防止静脉反流，远心端静脉瓣开放，促使静脉回流，这种作用导致深静脉的压力下降，促使血液从浅静脉和肌肉静脉回流入深静脉。

（二）体位和下肢静脉压

平卧位时下肢静脉压最低，站立位时下肢静脉压最高，越远端越高，足背静脉压升高可达90 mmHg。因此，通常最严重的症状和体征出现在下肢远端，站立位是下肢静脉反流检查的最佳体位。

（三）呼吸泵

腹式呼吸吸气时，膈肌下降，静脉回流减少；腹式呼吸呼气时，膈肌上升，静脉回流增加。胸式呼吸吸气时，膈肌上升，静脉回流增加；胸式呼吸呼气时，膈肌下降，静脉回流减少。下肢静脉血流频谱随呼吸的期相性消失，提示检查部位附近有阻塞存在。

第二节　下肢慢性静脉疾病的发病机制

CVD是一种随年龄增长而加重的进展性炎症反应性疾病，病理改变是由慢性炎症及血流紊乱共同作用所致。下肢静脉高压是CVD的主要病理生理改变，慢性炎症在CVD的发展中起着关键作用[2]。

一、下肢静脉高压

下肢静脉高压是导致CVD的各种病理生理改变的重要因素，持续的静脉高压增加毛细血管后血管透壁压，引起皮肤毛细血管损伤、局部血液循环和组织吸收障碍、慢性炎症反应、代谢产物堆积、组织营养不良、下肢水肿和皮肤营养改变，最终溃疡形成。静脉高压产生的机制如下。

（一）静脉瓣膜功能不全

静脉瓣膜功能不全引起的反流是导致下肢静脉高压的主要原因（占70%~80%），可由瓣膜本身的病变（如冗长、撕裂、瓣膜变薄及瓣叶黏附等）、静脉壁结构改变及静脉管壁扩张所致。常见静脉瓣膜病变为先天性小瓣膜或瓣膜缺如、继发于深静脉血栓（DVT）的瓣膜破坏和原发性静脉瓣膜功能不全。

深静脉瓣膜功能不全时，下肢血液排空后又迅速被动脉供血及反流的血液填充，导致站立后静脉压迅速升高并维持在一个较高的水平，常见于原发性深静脉瓣膜功能不全和继发于DVT的深静脉瓣膜破坏。浅静脉瓣膜功能不全，特别是浅、深静脉系统汇合处瓣膜（如隐股静脉瓣和隐腘静脉瓣）功能不全，可使压力高的深静脉血液反流至浅静脉系统，导致浅静脉压力升高和静脉曲张。

穿静脉瓣膜功能不全时，深静脉的高压血流可通过穿静脉反流至浅静脉系统，并可将腓肠肌收缩时产生的高压直接传递给浅静脉。静脉反流也可来源于静脉的属支，研究表明，19.9%的属支存在反流情况，其中大隐静脉属支占65%，小隐静脉属支占19%，混合型占7%[4]。

（二）静脉回流障碍

静脉回流障碍引起静脉高压较少，可由先天性或后天性因素导致。由于静脉回流受阻，肌肉收缩时可产生静脉高压。

（三）腓肠肌泵功能不全

肌泵是下肢静脉回流的动力来源，腓肠肌的收缩可排出超过小腿总容量60%的静脉血，使静脉压下降。腓肠肌的收缩能力、前负荷、后负荷的变化都会对肌泵的效能产生影响。如静脉瓣膜功能不全，肌泵致静脉压降低的作用减弱。如果合并穿静脉瓣膜功能不全，腓肠肌收缩产生的高压静脉血可反流至浅静脉系统及皮肤微循环系统。此外，如踝关节活动受限也会影响肌泵的功能。

二、慢性炎症反应

在疾病初始阶段，静脉高压和血液蓄积可使静脉壁扩张、瓣膜受损。血管内皮细胞因静脉高压而受损，从而激活白细胞，同时血小板、单核细胞聚集，产生更多的炎症介质和细胞黏附因子而致慢性炎症反应。随着疾病的发展，迂曲和扩张的毛细血管周围形成了"纤维蛋白袖套"，阻碍血氧的弥散；同时，慢性炎症反应产生较多的基质金属蛋白酶，导致细胞外基质过度降解，促进足靴区皮肤营养障碍性病变（色素沉着）和形成溃疡[5]。

三、静脉微循环受损

静脉高压传递至微循环，导致毛细血管床变形以及内皮细胞间隙增宽、通透性增高，组织间隙液体、代谢产物等聚积，引起皮肤病理性损害。腓肠肌的毛细血管床损害，则使小腿肌泵功能减退。

四、遗传易感性

家族发病的聚集现象表明CVD与遗传有关，目前尚未发现明确的遗传特定基因。双亲有CVD病史的，后代发病率可高达90%；单亲有CVD病史的，后代发病率为25%；而无家族史的，后代发病率仅20%[2]。

第三节　下肢慢性静脉疾病的病理生理

CVD的病理生理学分为两个不同的部分，即发生在较大的浅静脉和深静脉内的改变，以及随后发生在微循环和周围皮肤组织的改变。

一、大静脉中的病理生理改变

在浅静脉中，静脉壁和瓣膜发生变化，导致瓣膜功能不全、血管舒缩张力变化以及反流。紧接着发生血管重塑和弹性蛋白及胶原蛋白的退变消失，纤维化、管壁增厚及静脉曲张的形成。这些变化的最初原因被认为是炎症现象[6]。内皮细胞在这种炎症级联反应中发挥关键作用，伴随着静脉病理学改变和CVD的进行性加重[5]。这些病理生理学现象可能以上行或下行的方式进展。例如，上行首先出现在属支，其次在隐静脉主干，最后至隐股交界（saphenofemoral junction，SFJ）处；下行首先出现在SFJ处，其次在隐静脉主干，最后至属支[7]。反流和管壁顺应性改变的结果是血液倒流增快、静脉排空效率减低以及静脉高压，尤其在站立位和行走时。穿静脉的血流通常是从浅静脉流向深静脉，病理状态下血流量也可能增加，导致血管重塑、扩大并发展为穿静脉功能不全。

与浅静脉不同，深静脉排空受到阻塞和（或）反流的影响。这经常继发于DVT，在更新的CEAP临床分级中归类为"Esi"（继发性病因，静脉内）[8]。如果血栓溶解或再通，瓣膜可能受到损伤或破坏，从而产生深静脉反流。如果血栓没有充分溶解或再通，血管腔仍然狭窄或堵塞，血液流出受阻。穿静脉可能会受到同样的影响，瓣膜失去功能，血管重塑并随着血液反流管腔扩大。因此，深静脉的改变可能会导致浅静脉高压。这一病理生理改变和相关症状/体征被称为PTS[9]。当同时存在阻塞和反流时，临床表现可能会更严重。

二、微循环和周围皮肤组织的病理生理改变

CVD在下肢皮肤和皮下组织中的病理生理学与大静脉不同，主要是微循环静脉高压的结果。小静脉也有瓣膜，瓣膜功能受损，小静脉与毛细血管均拉长、扩张和弯曲。毛细血管镜观察到的形态学变化的严重程度与CVD皮肤改变的严重程度密切相关。随着这些病理变化的发生，毛细血管和毛细血管后小静脉的内皮功能逐渐失调，伴随液体渗漏、复杂的炎症介质和细胞迁移。这些会导致水肿、纤维蛋白袖带形成、炎症反应，以及真皮内炎症、纤维化、色素沉着和钙化等进展，可发生反常性充血性缺氧和皮肤完整性的丧失及形成静脉性溃疡。

静脉高压的临床意义已经通过足背静脉压的直接测量得到了广泛研究。站立时，静脉压较高（80~90 mmHg，1 mmHg=0.133 kPa），但是通过运动趾尖或行走激活小腿肌泵时静脉压［也称动态静脉压（ambulatory venous pressure，AVP）］显著降低（20~30 mmHg）。若行走时无法充分降低站立时的静脉压，则会导致较高的AVP。最近一项有CVD症状的大型回顾性研究证实，AVP的升高与CVD高临床分级有关，但主要与反流有关，与近端阻塞关系较小[10]。

参考文献

[1]　张柏根.慢性下肢静脉功能不全的诊治进展[J].中华普通外科杂志,2003,18(9):517-518.

[2]　中华医学会外科学分会血管外科学组,中国医师协会血管外科医师分会,中国医疗保健国际交流促进会血管外科分会,等.中国慢性静脉疾病诊断与治疗指南[J].中华医学杂志,2019,99(39):3047-3061.

[3]　ERIKA MENDOZA, R LATTIMER C, NICK MORRISON. Duplex Ultrasound of Superficial Leg Veins[M]. Berlin, Heidelberg: Springer,2014.

[4]　中华医学会外科分会血管外科学组.慢性下肢静脉疾病诊断与治疗中国专家共识[J].中华普通外科杂志,2014,29(4):246-252.

[5]　CASTRO-FERREIRA R, CARDOSO R, LEITE-MOREIRA A, et al. The role of endothelial dysfunction and inflammation in chronic venous disease[J]. Ann Vasc Surg, 2018, 46: 380-393.

[6]　MANSILHA A, SOUSA J. Pathophysiological mechanisms of chronic venous disease and implications for venoactive drug

therapy[J]. Int J Mol Sci, 2018, 19(6):1669.

[7] LABROPOULOS N, GIANNOUKAS AD, DELIS K, et al. Where does venous reflux start?[J]. J Vasc Surg, 1997, 26(5): 736-742.

[8] LURIE F, PASSMAN M, MEISNER M, et al. The 2020 update of the CEAP classification system and reporting standards[J]. J Vasc Surg Venous Lymphat Disord, 2020, 8(3): 342-352.

[9] EKLOF B, PERRIN M, DELIS K T, et al. Updated terminology of chronic venous disorders: the VEIN-TERM transatlantic interdisciplinary consensus document[J]. J Vasc Surg, 2009, 49(2): 498-501.

[10] RAJU S, KNIGHT A, LAMANILAO L, et al. Peripheral venous hypertension in chronic venous disease[J]. J Vasc Surg Venous Lymphat Disord, 2019, 7(5): 706-714.

（吴　铭　余海歌　朱好辉）

第五章

超声检查及报告书写

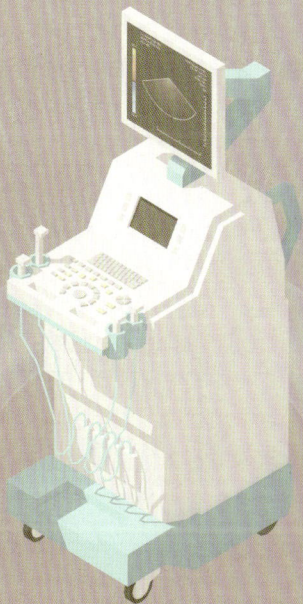

第一节　超声检查

一、仪器调节

（一）探头选择

常规的下肢静脉检查应使用线阵探头，当患者肥胖、下肢严重水肿，线阵探头无法获得满意的下肢深静脉图像时，应结合凸阵探头进行扫查。当扫查腹股沟水平以上静脉病变时，应使用凸阵探头。

（二）参数设置

灰阶增益设置需先调至血管腔内刚出现噪声，然后降低至噪声刚消失，依所检血管位置选择合适的深度及聚焦。应采用对低速血流敏感的彩色和脉冲多普勒设置，如较低的速度量程和壁滤波、较高增益、彩色优先等，选择合适的PW扫描速度[1]。

二、检查方法

（一）下肢静脉通畅性检查

检查静脉通畅性时需遵循下肢静脉血栓检查规范，根据检查静脉部位可取仰卧位、侧卧位或俯卧位，沿静脉走行横切扫查，以每隔2 cm或更短的间距采用适当压力加压至正常静脉管腔完全闭合，必要时可辅以纵切面扫查，确认检查部位静脉有无血栓、血流是否通畅、解剖结构是否正常、位置走行和是否迂曲。在收肌管处可用另一只手平托辅助加压检查[2]。

（二）下肢静脉功能性检查

1.体位

观察下肢静脉功能时，站立位是最理想的体位，被检查侧下肢肌肉松弛，身体重心移至对侧肢体。当遇到老年、体弱患者不适合采取站立位时，可采用坐位或反Trendelenburg体位（头高足低仰卧位），反Trendelenburg体位时检查侧膝关节微屈，大腿外展外旋[3]。采取坐位时被检者坐于检查床边缘，面对检查者，双下肢下垂，双足置于地面或小凳上，膝关节弯曲度大于90°，使髋关节水平高于膝关节水平高于踝关节水平。

2.诱发动作

临床常采用的下肢静脉反流诱发动作有Wunstorf动作、

Valsalva动作、肢体挤压等（表5-1）。

表5-1　检查下肢静脉反流的诱发动作

诱发动作	操作方式	优点	局限性
Valsalva动作	深吸气后紧闭声门，再用力做呼气动作。评估依赖于有效的诱发动作，可通过观察频谱多普勒静脉回心血流消失或压力计等来判断Valsalva动作的有效性	可用于评估髂静脉、盆腔静脉、股总静脉及股静脉近端的反流	下腔静脉和检查部位间的静脉需通畅，而且当近心端静脉存在功能正常的瓣膜时，Valsalva动作不能评价此正常静脉瓣远端的静脉瓣功能，可能出现假阴性诊断[3]
肢体挤压	分别挤压检查部位远端和近端肢体，两者造成的血流动力学变化不同，评估的时相也不同，挤压远端肢体时于松开的瞬间观察反流，挤压近端时于挤压时观察反流	可用于整条下肢（大腿和小腿）静脉瓣膜功能的评价，其临床应用价值优于Valsalva动作法	由于检查者手的大小、挤压力量和速度不同，可能导致测量值差异[3-4]
小腿袖带充气法	将袖带置于被检静脉远侧小腿，充气加压而后快速放气减压，观察被检静脉内是否出现反流	与"肢体挤压"类似，挤压的力量和速度可以保持恒定	操作略繁琐
Wunstorf动作	足尖背屈或跖屈后放松观察反流	操作简便，可用于整条下肢静脉瓣膜功能的检查	静脉性溃疡等患者可能由于疼痛无法完成该动作
Paraná动作	稍向前推动患者身体，如轻推背部或拉其腰带	模拟了行走时的生理性血流方式；可用于整条下肢	患者的移动会导致探头偏移；老年患者容易失去平衡

其他诱发动作还包括Cremona动作（吹吸管）、Orthostatic动作（平卧后站立）等，但较少用到，不做详述。值得注意的是当下肢静脉容量饱和时，前述诱发动作可能检测不出反流，此时需采用Orthostatic动作，将下肢抬高，适当排空下肢静脉，然后迅速于站立位或坐位再次检查。

3. 观察内容

（1）二维灰阶超声：短轴、长轴切面观察管腔内径及走行，管壁及瓣膜有无异常，有无血管变异，测量大隐静脉和小隐静脉内径时，应避开瓣膜局部膨大处，于短轴切面测量，穿静脉内径在过筋膜处测量。注意有无静脉瘤样扩张及隐静脉瘤（隐静脉局部扩张至少达到平均直径上限的3倍，如果靠近隐股交界，则>20 mm；如果靠近隐腘交界，则>15 mm）[5]。

（2）彩色多普勒超声：长轴切面显示血管血流充盈情况，观察血管腔、管壁及周围组织有无异常血流，观察随呼吸运动及诱发动作血流信号颜色变化情况。判断股总静脉，股静脉近段，股静脉远段，腘静脉；大隐静脉主干大腿近段、中段、远段和小腿近段、中段、远段及主要属支；小隐静脉头侧延伸支、隐腘交界；小隐静脉近段、中段、远段及属支；以及下肢穿静脉是否存在反流。

（3）脉冲多普勒超声：对上述彩色多普勒超声检查存在反流的部位，检测诱发动作下的血流频谱，判断随诱发动作血流方向与基线的关系，测量反流时间，并记录反流发生的具体时相和位置，同时需要描述功能不全的属支和穿静脉的位置，必要时在体表做出标记。

（4）静脉功能不全的诊断标准。

一般认为，正常静脉内无反流或反流时间<0.5 s。

静脉瓣膜功能不全的诊断标准（表5-2）：股总静脉、股静脉和腘静脉反流时间>1 s；股深静脉、浅静脉（大隐静脉、小隐静脉、前副隐静脉、后副隐静脉）及交通静脉反流时间>0.5 s；穿静脉功能不全的诊断标准尚存在争议，通常反流持续时间>0.35 s[6]（或>0.5 s[3]），且内径≥3.5 mm[7]，尤其是位于皮肤发生改变的区域[8]。

表5-2　静脉功能不全的诊断标准

静脉名称	反流时间
浅静脉、股深静脉、小腿深静脉	>0.5 s
股总静脉、股（股浅）静脉、腘静脉	>1.0 s
穿静脉	>0.35 s（或>0.5 s）

三、反流的血流动力学评价

评估下肢静脉曲张超声检查时，最重要的并不是发现哪里存在静脉曲张，而是帮助临床医师评估造成静脉曲张的解剖结构（反流源点）、病理生理和血流动力学变化，并且报告可能影响手术的细节。测量并记录浅静脉内径、深浅静脉是否通畅、是否存在反流及其反流通路。

经典的反流通路通常包含4个部分，以大隐静脉主干反流为例（图5-1）[9]。

　　第一部分：从近端反流源（proximal reflux source point，PD）到远端回流点（distal reflux point，DR），由反流的大隐静脉主干节段组成。近端反流源是大隐静脉开始反流的点。远端回流点是血液流出大隐静脉主干的地方。该点远端的大隐静脉主干功能正常。

　　第二部分：血液有时在远端回流点进入曲张的静脉属支。这些属支最常出现在大隐静脉反流的末端。反流也可能不进入属支，直接通过穿静脉进入深静脉。

　　第三部分：引流的穿静脉。

　　第四部分：引流的深静脉。

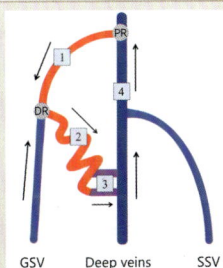

血流方向正常的静脉为蓝色，红色为反流累及的浅静脉，紫色为受反流影响的穿静脉。血流方向用箭头表示（PR：近端反流源；DR：远端回流点；GSV：大隐静脉；SSV：小隐静脉；Deep veins：深静脉）。反流回路由功能不全的大隐静脉主干（1）、功能不全的属支（2）、引流穿静脉（3）、深静脉（4）组成。

图5-1　反流通路示意

（一）反流源

　　反流源即反流的源头，指血流最先出现反向流动的位置。准确识别反流源是制定治疗决策最重要的先决条件。

　　反流源通常有以下类型。

　　（1）血液从深静脉反流入隐静脉：深静脉血流经隐股/隐腘交界处或经穿静脉反流入大/小隐静脉主干。

　　（2）血液从深静脉经穿静脉直接进入属支，而不经过隐静脉主干，这种类型通常位于小腿的后外侧。

　　（3）血液从正常的隐静脉主干流向曲张的属支，反流仅局限于曲张属支。

　　（4）来自卵巢、盆腔、会阴、腹壁等的血液反流进入下肢。

　　当出现多处独立的反流时，可能会发现不止一个反流源，在这些情况下，通常位置较高的反流源更为重要。

（二）回流点

回流点（又称折返点、再汇入点、远端回流点），即反流的血液在反流源远端血流方向恢复正常的位置，作为回流通路的穿静脉或隐静脉属支可能会继发扩张，从而导致继发的静脉功能不全。

越靠近下方的穿静脉，越不可能为反流源，而更有可能作为回流点。作为回流点的穿静脉往往增宽以容纳过载的血量，因此超声检查观察不到的穿静脉通常不作为回流点。

作为反流源的穿静脉需要治疗，而作为回流点的穿静脉应予以保留。收缩性反流指下肢肌肉收缩时出现的反流，穿静脉出现收缩性反流时可能为反流源，也可能为深静脉阻塞时的旁路分流；舒张性反流指下肢肌肉舒张时出现的反流，一般填充曲张静脉，多为反流源。超声需结合穿静脉的位置、反流的路径来正确判断穿静脉的功能情况。

虽然每个反流通路通常只有1个反流源，但是回流点的数量通常多于1个，并且可能是不同类型的静脉。

（三）静脉动脉血流指数

确定静脉疾病的血流动力学严重程度有助于制订治疗计划。平均血流速度（time-averaged mean velocity，TAMV）乘以静脉横截面积，可以计算出血流量（volume flow，VF）。静脉横截面积 = $\pi\, r^2$ 或 $\dfrac{\pi\, d^2}{4}$。动脉参数应包括在定量评估中，因为它们会影响静脉血流动力学。因此，可以计算出股总静脉和股总动脉的静脉和动脉血流量之比。这个比值被称为静脉动脉血流指数（venous arterial flow index，VAFI）[9]，公式如下（VFv为静脉血流量，VFa为动脉血流量）：

$$VF = TAMV \times \frac{\pi\, d^2}{4}$$

$$VAFI = \frac{VFv}{VFa}$$

测量VF时，患者应取平卧位、放松、平静呼吸，并且探头不应压迫静脉在血管短轴切面测量股动脉和股静脉直径，长轴切面测量流速。

健康人VAFI≤1.0，血流动力学显著受损的患者VAFI增加>1.2，甚至可以增加到2.0。这意味着股总静脉中的血流量比股总动脉要高得多，当存在反流回路时会出现这种情况。

VAFI对于观测手术前、后血流动力学变化也非常有用。术后几天内即可观察到VAFI由术前高值恢复正常。与侵入性测量技术相比，超声可无创测量血流量。

四、静脉反流通路的类型

以下反流通路可单独存在，也可合并存在。描述检查结果时，可根据需要绘制反流通路示意图。

（一）闭合型通路

闭合型通路指反流血液从反流源经浅静脉反流路径、回流点以及向心引流的深静脉，最终返回至反流的起始处（反流源所在部位）。前述经典的反流回路即为闭合型通路，一个红细胞可以多次重复这种循环而不离开腿部（图5-2）[9]。

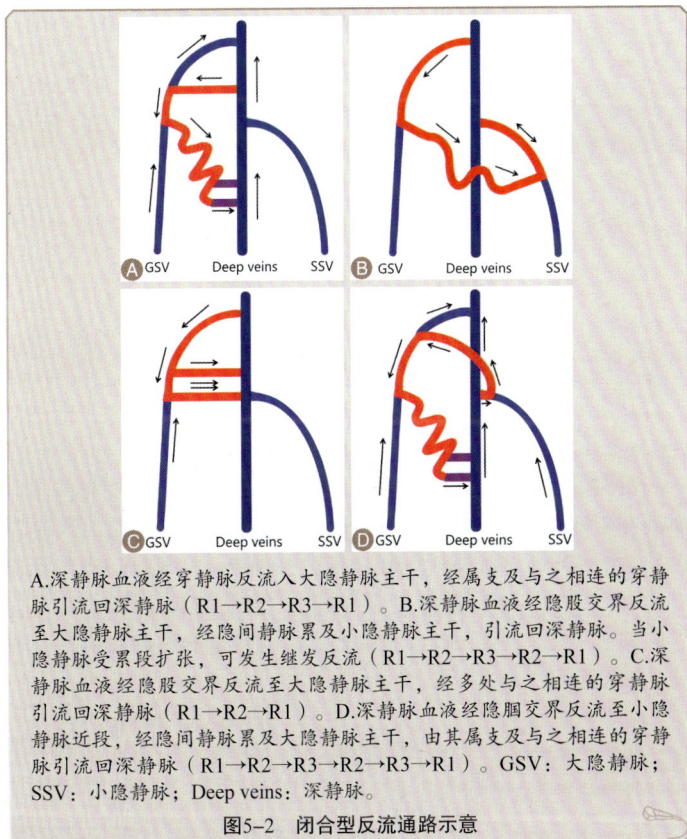

A.深静脉血液经穿静脉反流入大隐静脉主干，经属支及与之相连的穿静脉引流回深静脉（R1→R2→R3→R1）。B.深静脉血液经隐股交界反流至大隐静脉主干，经隐间静脉累及小隐静脉主干，引流回深静脉。当小隐静脉受累段扩张，可发生继发反流（R1→R2→R3→R2→R1）。C.深静脉血液经隐股交界反流至大隐静脉主干，经多处与之相连的穿静脉引流回深静脉（R1→R2→R1）。D.深静脉血液经隐腘交界反流至小隐静脉近段，经隐间静脉累及大隐静脉主干，由其属支及与之相连的穿静脉引流回深静脉（R1→R2→R3→R2→R3→R1）。GSV：大隐静脉；SSV：小隐静脉；Deep veins：深静脉。

图5-2　闭合型反流通路示意

（二）开放型通路

反流血液经反流通路循环后未返回至反流起始处为开放型通路。例如：一支隐静脉有反流，经隐间静脉通过另一支隐静脉进行引流；反流源点自隐静脉，经过属支的穿静脉引流；反流源点自盆腔静脉，经过隐静脉属支的穿静脉引流等（图5-3）[9]。

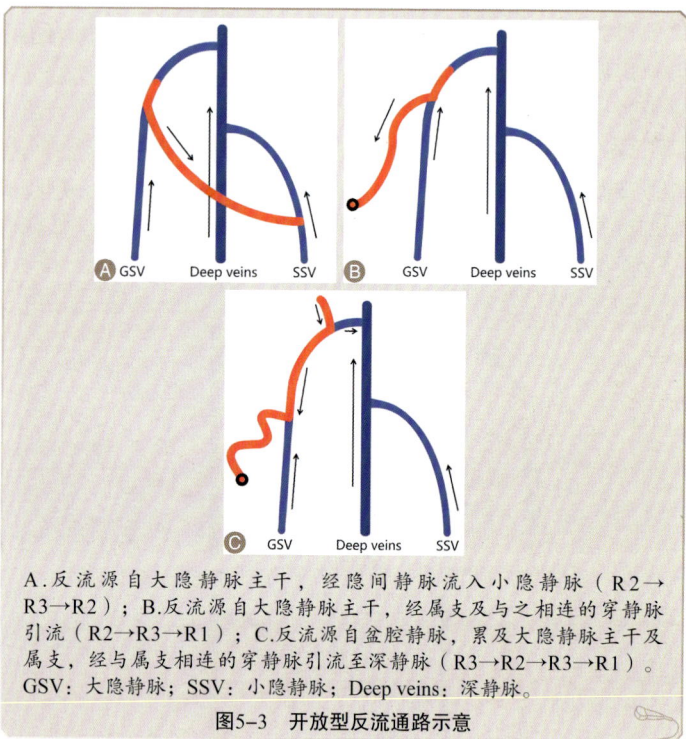

A.反流源自大隐静脉主干，经隐间静脉流入小隐静脉（R2→R3→R2）；B.反流源自大隐静脉主干，经属支及与之相连的穿静脉引流（R2→R3→R1）；C.反流源自盆腔静脉，累及大隐静脉主干及属支，经与属支相连的穿静脉引流至深静脉（R3→R2→R3→R1）。GSV：大隐静脉；SSV：小隐静脉；Deep veins：深静脉。

图5-3　开放型反流通路示意

另外，还有一种特殊类型的开放型通路，深静脉阻塞时，血液在阻塞部位远心端通过穿静脉进入浅静脉向心回流，这种情况称为旁路，以绕过阻塞部位回流。血液从深静脉（R1）经过穿静脉进入大、小隐静脉主干（R2），然后经R2回流，最终进入深静脉（R1→R2→R1，图5-4）[9]。这种情况下如果结扎逆向流动的穿静脉，会使病情加重。

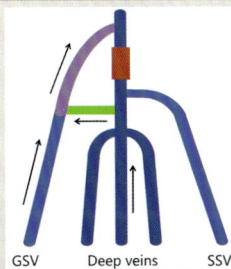

深红色表示股静脉阻塞；下肢深静脉血液通过阻塞部位远心端穿静脉（绿色）流入大隐静脉（紫色），经大隐静脉回流至阻塞部位近心端；血液顺行进入大隐静脉引起其扩张（紫色部分较其远心端蓝色部分增粗）。GSV：大隐静脉；SSV：小隐静脉；Deep veins：深静脉。

图5-4 旁路示意

第二节 报告书写

报告内容应包括以下三部分。

一、一般资料

一般资料包括医院名称、被检查者个人信息、检查设备信息、检查部位、检查日期、检查医师签名、记录者签名、审核医师签名、报告时间及一些告知事项等。

二、声像图描述

（1）罗列所有被检浅静脉、深静脉和穿静脉，记录出现反流的每一条静脉，注明反流持续时间，穿静脉反流还应描述反流出现的时相。如果为节段性反流，注明反流起始和终止部位。

（2）描述解剖变异较多的隐腘交界的确切部位，可用其与腘窝皮肤皱褶的距离来描述。

（3）功能不全的穿静脉可用其与内、外踝及胫骨前缘的距离来描述，必要时做体表标记。

（4）分段测量并记录大隐静脉和小隐静脉主干的内径，以供临床医师制定治疗方案时参考。

（5）如果超声检查过程中发现静脉血栓形成，应参照《血管超声检查指南》[10]做出相应的超声描述。

（6）描述所在医疗机构相应临床科室要求的其他静脉解剖及病理生理信息。

三、超声诊断及提示

超声诊断及提示应包括解剖结构（如左侧大隐静脉、右侧小隐静脉）和其病理生理学诊断（如静脉功能不全、静脉反流、未见明显静脉反流等），如左侧大隐静脉功能不全、右侧小隐静脉功能不全合并腘静脉反流等。超声检查时如果发现其他静脉病变，如静脉血栓形成、静脉炎等，也应包括在内。如做体表定位，也应在结论中注明。

下肢静脉超声检查报告模板见附录。如有必要，也可将下肢静脉示意图附在报告中并在图上标注主要信息，用"D"表示静脉内径、"T"表示反流时间，等等（图5-5）。

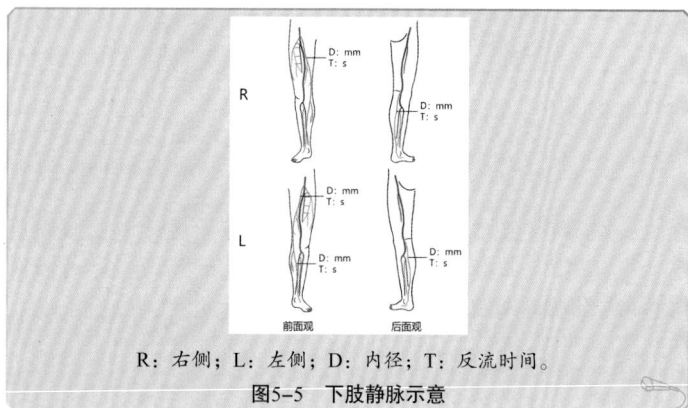

R：右侧；L：左侧；D：内径；T：反流时间。

图5-5 下肢静脉示意

参考文献

[1] ADLER C, MOUSA A, RHEE A, et al. Varicose veins of the lower extremity: Doppler US evaluation protocols, patterns, and pitfalls[J]. Radiographics : a review publication of the Radiological Society of North America, Inc, 2022, 42(7): 2184-2200.

[2] NONE. AIUM Practice Guideline for the Performance of Peripheral Venous Ultrasound Examinations[J]. J Ultrasound Med, 2015, 34: 1-9.

[3] GLOVICZKI P, LAWRENCE PF, WASAN S M, et al. The 2022 Society for Vascular Surgery, American Venous Forum, and

American Vein and Lymphatic Society clinical practice guidelines for the management of varicose veins of the lower extremities. Part I. Duplex Scanning and Treatment of Superficial Truncal Reflux: Endorsed by the Society for Vascular Medicine and the International Union of Phlebology[J].J Vasc Surg Venous Lymphat Disord, 2023, 11: 231-261.e6.

[4] 温朝阳.下肢静脉反流超声检查相关基础与注意事项[J].中华医学超声杂志（电子版），2011, 08(12): 2461-2465.

[5] LABROPOULOS N, KOKKOSIS A A, SPENTZOURIS G, et al. The distribution and significance of varicositiesin the saphenous trunks[J]. J Vasc Surg, 2010, 51(1): 96-103.

[6] DE MAESENEER M, PICHOT O, CAVEZZI A, et al. Duplex ultrasound investigation of the veins of the lower limbs after treatment for varicose veins – UIP consensus document[J]. J Vasc Surg, 2011, 54 (1): 282-283.

[7] GLOVICZKI P, COMEROTA A J, DALSING M C, et al. The care of patients with varicose veins and associated chronic venous diseases: clinical practice guidelines of the Society for Vascular Surgery and the American Venous Forum[J]. J Vasc Surg. 2011, 53 (5 Suppl): 2S-4S.

[8] DE MAESENEER M G, KAKKOS S K, AHERNE T, et al. European Society for Vascular Surgery (ESVS) 2022 clinical practice guidelines on the management of chronic venous disease of the lower limbs[J]. European journal of vascular and endovascular surgery, 2022, 63(2): 184-267.

[9] MENDOZA E, LATTIMER C R, MORRISON N. Duplex ultrasound of superficial leg veins[M]. Springer, Berlin, Heidelberg, 2014.

[10] 中国医师协会超声医师分会.血管超声检查指南[J].中华超声影像学杂志, 2009, 18(11): 993-1012.

（余海歌　吴　铭　何　垚　朱好辉）

第六章

特殊情况下的超声评估

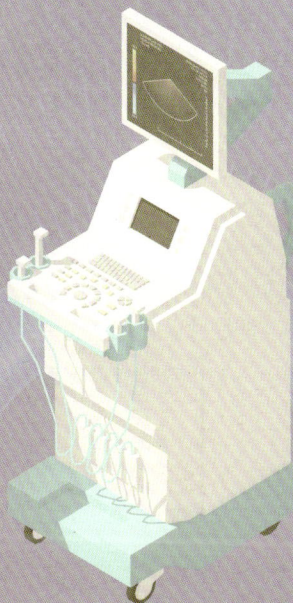

第一节　下肢深静脉血栓后综合征

下肢深静脉血栓后综合征（post-thrombotic syndrome，PTS）一般指DVT病史超过6个月且表现为患肢的肿胀、疼痛、沉重、静脉曲张、色素沉着甚至溃疡等一系列慢性静脉功能不全的临床综合征[1]。目前仅能通过影像学辅助检查对深静脉病变累及范围和狭窄闭塞程度进行评估，对下肢深静脉PTS的后续治疗提供指导。彩色多普勒超声检查是首选诊断措施，也是腔内介入治疗的重要辅助技术，可以提高穿刺成功率[2]。超声检查时，重点评估血栓机化程度、静脉瓣功能、深静脉血流动力学变化及狭窄程度，并观察是否存在反流及侧支循环的血流动力学变化。

1.检查方法

（1）灰阶超声：自上而下依次扫查髂静脉、股总静脉、股静脉、股深静脉、腘静脉、胫前静脉、胫后静脉、腓静脉、肌肉静脉及属支静脉。短轴切面每隔2 cm加压检查血管，观察血管是否完全压闭，长轴观察血管走行、管壁、管腔、血管周围及血流情况，沿血管走行依次扫查深静脉、静脉瓣及侧支循环情况。观察血栓回声及形态、局部管壁回声，测量血栓范围，尤其是血栓近心端所在的位置，观察血栓形成处探头加压前、后管腔变化情况，如为漂浮血栓应避免不必要的局部加压[3]，观察周围组织回声、有无血管样回声及其走行情况，评估是否存在侧支循环。观察静脉瓣的回声及运动，评估损伤程度。

（2）彩色多普勒：长轴观察血流充盈情况及血流方向，观察血管周围有无血流以及血流的方向。

（3）脉冲多普勒：长轴测量深静脉的流速及反流时间。

2.诊断要点

下肢深静脉PTS的诊断主要取决于患者的临床表现和DVT病史，既往有明确下肢深静脉血栓形成病史，浅静脉曲张是深静脉阻塞导致的代偿性反应。深静脉彩色多普勒超声可协助评估深静脉病变的累及范围[1]。

第二节　下肢静脉近心端阻塞

下肢静脉近心端阻塞时，超声检查的重点是找到原发病因。

一、髂静脉受压综合征

髂静脉受压综合征（iliac vein compression syndrome，IVCS）又称May-Thurner综合征或Cockett综合征，是由于髂静脉受动脉或其他腔外结构压迫或存在静脉腔内异常粘连结构所引起的下肢和（或）盆腔静脉回流障碍性疾病[4]。临床上左侧、右侧发病比例约为4.7∶1，左髂总静脉的解剖位置是致病的主要因素。女性多见，特别是产后、多产的女性[5]。有脊柱侧弯、盆腔肿物、主髂动脉支架植入术后者也是高危人群。根据临床表现不同，IVCS可分为无症状型、慢性静脉功能不全型和急性髂股静脉血栓型3种类型[6]。无症状型指单纯的髂静脉受压而无明显的血流动力学改变，或侧支循环已代偿，患者无明显的临床表现。慢性静脉功能不全型的主要特点是下肢静脉反流和回流障碍。急性髂股静脉血栓型可以由手术、妊娠、创伤等因素诱发下肢及盆腔静脉血栓形成甚至脱落形成肺栓塞。

1.检查方法

（1）检查前准备：因髂静脉位置较深，前方有气体干扰，一部分患者（特别是肥胖者）显示不清，检查前宜禁食至少8 h，必要时清洁灌肠。

（2）灰阶超声：沿下腔静脉横断面下行显示左、右髂静脉，然后沿髂静脉长轴进行扫查，观察髂静脉与髂动脉及后方椎体的关系及其周围有无异常回声压迫，测量髂总静脉受压处的最小内径。扫查受压远心端静脉血管，测量血管内径。如有血栓形成，应测量血栓范围。

（3）彩色多普勒：长轴观察血管受压处及其远心端的血流充盈情况及血流方向，观察受压狭窄处及周围组织血流信号，评估有无侧支循环形成。

（4）脉冲多普勒：长轴测量血管受压处及其远心端的流速，评估狭窄程度。

2.直接超声征象

直接超声征象包括髂动脉及后方腰椎之间的髂静脉管腔狭窄；远心端可以继发血栓形成；受压处血流速度增快，血流速度比（受压处最高流速/受压前流速）≥2.5是检测髂静脉显著狭窄的最佳标准[7]；当狭窄较重时血流速度减低甚至消失；Valsalva动作时静脉血流速度变化不明显等。盆腔静脉扩张和侧支循环形成可作为间接诊断指标，但相比于血管造影，超声由于存在诸多成像限制更难观察到侧支的建立。

继发性髂静脉受压综合征表现为盆腔内肿瘤或其他结构压迫髂静脉，髂静脉受压变窄，受压一侧的肢体静脉回流障碍。

健康人群中存在相当比例的髂静脉压迫＞50%的现象[8]，因此单纯从影像学及内径阈值诊断髂静脉压迫综合征有一定的局限性，容易造成假阳性[9]。确切的诊断需结合患者的临床表现。另外，需注意的是，检查中应避免过度加压导致血管受压的假象。还需注意部分患者为体位相关性髂静脉受压，即卧位表现为左侧髂静脉受压，半卧位压迫明显减轻，左侧髂内静脉血流变为正向，体位相关性髂静脉受压需要与持续性髂静脉受压相鉴别。

对于左下肢存在急性、反复发作的深静脉血栓、静脉曲张及穿静脉功能不全等一系列慢性下肢静脉功能不全，或因下肢肿胀就诊的患者，如下肢静脉超声检查无异常发现，应注意有无IVCS。

二、左肾静脉受压综合征

左肾静脉受压综合征也称为胡桃夹综合征（nutcracker syndrome，NCS），是指左肾静脉在汇入下腔静脉的过程中，穿过腹主动脉和肠系膜上动脉之间的夹角，或穿过腹主动脉和脊柱之间的间隙受到挤压，使左肾静脉压力增高导致左侧性腺静脉回流障碍，导致盆腔及其以下水平反流。最常见的临床表现包括血尿、蛋白尿、腰部疼痛、盆腔疼痛和性腺静脉曲张（精索静脉曲张或卵巢静脉综合征）。胡桃夹现象（nutcracker phenomenon，NCP）指左肾静脉被腹主动脉和肠系膜上动脉挤压导致管腔狭窄且远心端管腔扩张，但未引起临床症状的现象。影像学上有NCP表现且有临床症状的才是NCS。无症状的左肾静脉扩张是一种正常的变异[10]。影像学仅提示有无NCP，而NCS则是临床诊断。

1.检查方法

（1）检查前准备：因肾静脉位置较深，前方有气体干扰，一部分患者（特别是肥胖者）显示不清，检查前宜禁食至少8 h。

（2）灰阶超声：沿左肾静脉长轴进行扫查，观察左肾静脉走行及是否受压，测量左肾静脉受压处的最小前后径，扫查狭窄处远心端，测量远心端血管内径。沿左肾静脉短轴扫查，观察左肾静脉在腹主动脉与肠系膜上动脉间或腹主动脉后方的受压情况。

（3）彩色多普勒：左肾静脉长轴观察血管受压处及其远心端的血流充盈情况及血流方向，观察受压狭窄处及周围组织的血流信号，观察左侧性腺静脉的内径、血流方向及随诱发动作的血流方向变化。

（4）脉冲多普勒：长轴测量血管受压处及其远心端的流速，评估狭窄程度。观察左侧性腺静脉的血流方向及随诱发动作的血流方向变化。

2.左肾静脉受压的超声诊断标准

（1）灰阶超声，腹主动脉与肠系膜上动脉间间隙明显变小，左肾静脉明显受压；左肾静脉远心端明显扩张，平卧位左肾静脉扩张段内径为狭窄处内径的3倍以上，脊柱后伸位20 min后为4倍以上。

（2）彩色多普勒血流成像（color Doppler flow imaging，CDFI）及PW检查，左侧肾静脉受压段流速加快，狭窄远心端肾静脉扩张处血流速度减低，频谱低平[11]。

三、下腔静脉阻塞综合征

下腔静脉阻塞综合征（inferior vena cava obstuction syndrome，IVCOS）是下腔静脉受到多种原因的影响，导致下腔静脉部分或者完全阻塞，造成下腔静脉血液回流障碍，从而引起的一系列综合征[12]。按部位分为上段下腔静脉阻塞（下腔静脉肝部）、中段下腔静脉阻塞（肾静脉流入部）和下段下腔静脉阻塞（肾静脉以下）。

检查方法如下。

（1）检查前准备：因下腔静脉位置较深，前方有气体干扰，检查前宜禁食至少8 h。

（2）灰阶超声：除按照前述方法扫查下肢静脉、髂静脉外，重点纵切面扫查下腔静脉，观察管壁是否光滑，观察管腔内是否存在实性回声以及及是否存在狭窄或闭塞，观察随呼吸运动下腔静脉血流频谱有无波动，测量狭窄处下腔静脉内径。扫查狭窄远心端下腔静脉，测量内径。

（3）彩色多普勒：长轴观察狭窄处及远心端血流充盈情况及血流方向，观察狭窄或闭塞位置周围是否形成侧支循环。

（4）脉冲多普勒：长轴测量狭窄处及远心端血流频谱和速度，评估狭窄程度。

四、三尖瓣反流

重度三尖瓣反流或右心功能衰竭可导致下肢静脉回流障碍并致下肢静脉曲张。

检查方法如下。

（1）灰阶超声：除按照前述方法扫查双下肢静脉、髂静脉、下腔静脉外，重点应补充扫查心脏，尤其是右心结构和功能情况。

（2）彩色多普勒：观察心脏的血流动力学改变，重点观察三尖瓣反流情况，测量右心功能相关指标。

（3）脉冲多普勒：测量三尖瓣反流速度及压差、右心功能相关指标。

第三节　阴部静脉或盆腔静脉反流源

有时反流血液不是来自腿部，而是来自腹部、阴囊/阴唇静脉网或盆腔，常见于妊娠、妇科介入治疗后、疝气手术和前列腺切除术后等。腹股沟水平以上反流源是腿部静脉曲张治疗后复发的常见来源，常在与股总静脉无关的腹股沟部位复发。

腹股沟上方的大隐静脉属支（阴部外静脉、腹壁浅静脉、旋髂浅静脉）反流时，可反流入大隐静脉主干，大隐静脉终瓣膜功能可正常或不正常（图6-1，图6-2）[13]；腹壁浅静脉、旋髂浅静脉也可与副隐静脉相连，反流终止于副隐静脉或进一步反流入大隐静脉；阴部外静脉也可以直接汇入股总静脉。

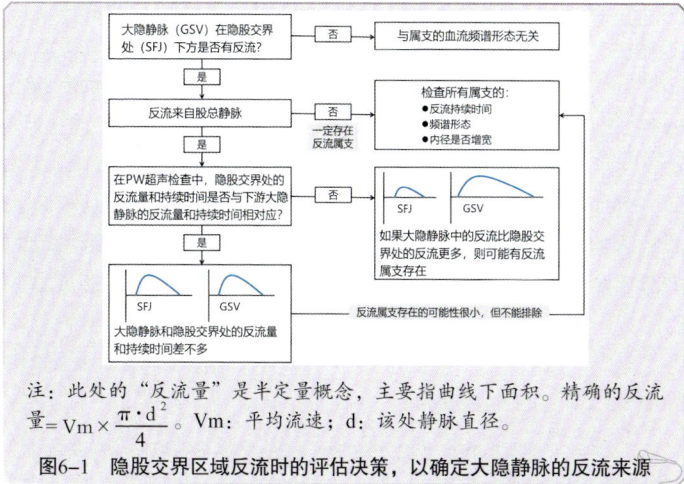

注：此处的"反流量"是半定量概念，主要指曲线下面积。精确的反流量 $= Vm \times \dfrac{\pi \cdot d^2}{4}$。Vm：平均流速；d：该处静脉直径。

图6-1 隐股交界区域反流时的评估决策，以确定大隐静脉的反流来源

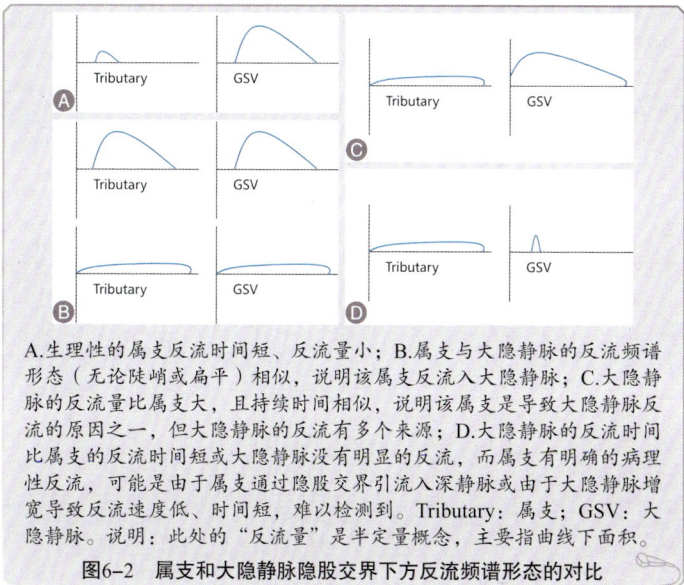

A.生理性的属支反流时间短、反流量小；B.属支与大隐静脉的反流频谱形态（无论陡峭或扁平）相似，说明该属支反流入大隐静脉；C.大隐静脉的反流量比属支大，且持续时间相似，说明该属支是导致大隐静脉反流的原因之一，但大隐静脉的反流有多个来源；D.大隐静脉的反流时间比属支的反流时间短或大隐静脉没有明显的反流，而属支有明确的病理性反流，可能是由于属支通过隐股交界引流入深静脉或由于大隐静脉增宽导致反流速度低、时间短，难以检测到。Tributary：属支；GSV：大隐静脉。说明：此处的"反流量"是半定量概念，主要指曲线下面积。

图6-2 属支和大隐静脉隐股交界下方反流频谱形态的对比

盆腔静脉疾病（pelvic venous disorders，PeVD）是导致下肢静脉功能不全的重要原因之一，以往多被称为"盆腔淤血综合征"。主要表现为慢性盆腔疼痛（chronic pelvic pain，CPP），下腹坠胀、闷痛；性交痛或者性交后痛；排尿困难；痛经等（症状超过6个月，没有发现其他病因）[14]。根本原因是盆腔静脉功能不全，即盆腔静脉（性腺静脉、髂内静脉及其属支、盆腔静

脉丛）和（或）其主要静脉引流通路（左肾静脉、髂静脉和下腔静脉）功能障碍导致的一系列症状体征。2021年，由美国静脉和淋巴学会召集的国际多学科小组发表了关于PeVD的症状-静脉曲张-病理生理学（symptoms-varices-pathophysiology，SVP）分类[15]（表6-1）。这套评估系统与下肢静脉疾病的CEAP分类相似。SVP有助于区分PeVD的不同类型，但不能用于评估疾病的严重程度、进展或疗效。Greiner等提出了一个基于病因的盆腔静脉疾病分类（表6-2）[16]：1型指由于原发或继发性瓣膜或盆腔静脉异常引起的反流（无盆腔或盆腔上方阻塞导致的静脉血流不畅）；2型指继发于引流静脉狭窄或阻塞的代偿性反流；3型指由局部外因引起的静脉异常。

表6-1　盆腔静脉功能不全的症状-静脉曲张-病理生理学分类

症状（Symptoms）	
S_0	无 PeVD 症状（无肾区、盆腔或盆腔外症状）
S_1	静脉源性肾区症状
S_2	静脉源性 CPP
S_3	静脉源性盆腔外症状
S_{3a}	与外阴区域静脉（外阴和阴囊）相关的局部症状（疼痛、不适、压痛、瘙痒、出血和浅静脉血栓）
S_{3b}	盆腔源性的非隐静脉引起的腿部局部症状，包括盆腔源性大腿后内侧静脉曲张相关的症状（疼痛、不适、压痛、瘙痒和浅静脉血栓）以及涉及坐骨/胫神经相关症状的静脉曲张（疼痛和感觉异常）。更广泛的下肢症状和体征，如沉重感和肿胀，则归类为 CEAP，而非 SVP*
S_{3c}	静脉性跛行*
静脉曲张（Varices）	
V_0	临床或影像检查中未发现腹部、盆腔静脉曲张或盆腔源性的盆腔外静脉曲张
V_1	肾门静脉曲张
V_2	盆腔静脉曲张
V_3	盆腔源性的盆腔外静脉曲张
V_{3a}	性腺静脉曲张（会阴部/精索静脉曲张）
V_{3b}	盆腔静脉源性的下肢静脉曲张：源于盆腔逃逸点并延伸至大腿。包括常见的大腿后内侧静脉曲张，以及坐骨静脉曲张和其他仅超声可见的流向盆底的反流静脉*
病理生理学（Pathophysiology）	
解剖（Anatomy）	
IVC	下腔静脉
LRV	左肾静脉

续表

GV	性腺静脉（睾丸／卵巢） （LGV：左侧；RGV：右侧；BGV：双侧）
CIV	髂总静脉（LCIV：左侧；RCIV：右侧；BCIV：双侧）
EIV	髂外静脉（LEIV：左侧；REIV：右侧；BEIV：双侧）
IIV	髂内静脉（LIIV：左侧；RIIV：右侧；BIIV：双侧）
PELV	盆腔逃逸静脉（"逃逸点"）- 腹股沟、闭孔、会阴、臀部
血流动力学 （Hemodynamics）	
O	阻塞
R	反流
病因学（Etiology）	
T	血栓性
NT	非血栓性
C	先天性血管畸形

*必须包括CEAP分类以完整描述下肢症状。

表6-2　盆腔静脉疾病Greiner分类法

1型：原发／继发性瓣膜或盆腔静脉异常所致，不伴有盆腔静脉或其近心端静脉闭塞

瓣膜疾病

 先天性或获得性瓣膜功能不全

 瓣膜缺失或损伤

先天性或获得性盆腔静脉曲张，伴或不伴局部静脉畸形

静脉畸形

2型：继发于盆腔或盆腔以上引流静脉的狭窄或阻塞

盆腔以上静脉阻塞

 左肾静脉回流障碍

  左肾静脉受压综合征（胡桃夹综合征）

  左肾静脉阻塞

 下腔静脉病变

  先天性畸形

  外源性压迫

  血栓形成

盆腔静脉闭塞

 原发性

  髂静脉压迫综合征

  髂内静脉先天性畸形

 继发性

  外源性压迫

续表

血栓形成
3 型：继发于局部、外源性病因
子宫内膜异位症
肿瘤
良性肿块
继发性子宫后位（产后）
手术后或感染后粘连
阔韧带撕裂综合征（Allen-Masters syndrome）
非产科创伤

盆腔静脉高压经盆腔水平不同的逃逸点，可导致不典型的下肢和会阴部静脉曲张，或典型的隐静脉主干功能不全（GSV、AASV、SSV）及其相关的静脉曲张。

盆腔逃逸点主要有以下几个（图6-3）[13]。

（1）会阴点（P点）：来自阴部内静脉，在坐骨耻骨支和阴道之间，经大阴唇的后部，反流到大腿后内侧，与阴部外静脉沟通。

（2）腹股沟点（I点）：来自圆韧带静脉，在SFJ的内上1~3cm，经皮下腹股沟区，反流到大腿前内侧，与腹壁浅静脉沟通。

（3）闭孔点（O点）：来自闭孔静脉，反流至股总静脉，通常进入深静脉系统，也会与隐静脉弓交通。

（4）臀部点（G点）：分为上臀部点（superior gluteal point，SGP）和下臀部点（inferior gluteal point，IGP）。上臀部点位于臀部中部，通常和累及小隐静脉的先天性血管畸形有关。下臀部点位于臀肌下方的皱褶区域，通常为坐骨神经的滋养血管。

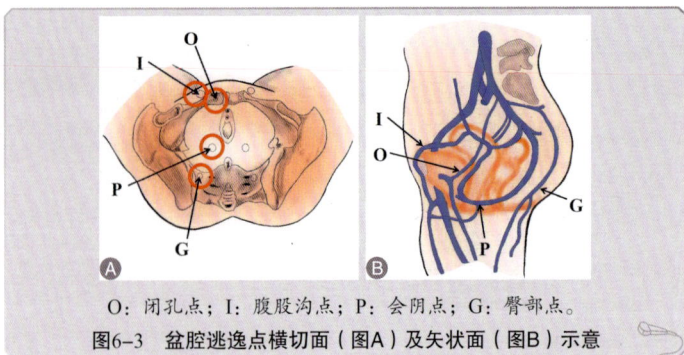

O：闭孔点；I：腹股沟点；P：会阴点；G：臀部点。

图6-3 盆腔逃逸点横切面（图A）及矢状面（图B）示意

盆腔静脉超声检查［经腹和（或）经阴道］是疑诊PeVD患者的首选检查。经腹部超声检查可排除盆腔静脉源性疾病，直接评估盆腔静脉、肾静脉和髂静脉。经阴道/直肠超声检查盆腔静脉能获得更好的分辨率和图像质量。可通过Valsalva动作进行盆腔静脉反流的血流动力学评估。PeVD的超声表现主要有盆腔静脉曲张，卵巢静脉、子宫静脉直径>5 mm，Valsalva动作存在反流[17]。卵巢静脉直径≥6 mm对盆腔静脉曲张的阳性预测值可达96%[18]。

盆腔静脉功能不全的超声检查方法如下。

（1）检查前准备：经腹超声检查下腔静脉、髂静脉、左肾静脉时需在空腹至少8 h；经腹超声检查盆腔静脉需先适当充盈膀胱；经阴道超声检查盆腔静脉前需先排空膀胱，取膀胱截石位，先将适量耦合剂涂于探头前端，再套上探头隔离套。经直肠超声检查盆腔静脉前应常规灌肠，取左侧卧位，探头准备同第五章第一节。

（2）灰阶超声：观察盆腔内是否存在迂曲、扩张的静脉团，管腔内是否存在实性回声以及是否存在狭窄或闭塞，测量静脉直径。左侧性腺静脉扩张时，应排除左肾静脉受压。

（3）彩色多普勒：观察静脉内血流充盈情况，Valsalva动作是否出现反流。

（4）脉冲多普勒：测量静脉流速、反流时间和速度，排除动静脉瘘。

超声检查是诊断盆腔静脉功能不全的必要影像学检查，特别是存在非典型部位（会阴、腹股沟区、臀部或大腿后方）静脉曲张的情况下，除按照前述流程检查下肢静脉外，还应追溯到腹股沟上方的反流源及其与下肢静脉的汇合处。

第四节　血管发育畸形

静脉曲张可作为部分血管畸形的表现之一。

一、静脉畸形

静脉畸形（venous malformation，VM）是一类最常见的血管畸形，主要由扩张、迂曲的静脉构成，出生即有，浅表者可立即发现，随身体发育呈一定速度生长；不会自行消退；可表现为孤立的静脉团，也可与正常或扩张的静脉相连。超声表现主要为穿行于软组织内迂曲、扩张的管腔结构或密集的团状管腔结构，20%伴有静脉石形成，这是VM的特异性表现[19]，管腔内血流充盈差，流速慢，CDFI大多数表现为单向低速血流，少数表现为双向低速血流或无血流，探头加压可见丰富的血流信号，可测及静脉频谱。伴有血栓形成时可有相应表现。

二、动静脉畸形

动静脉畸形（arteriovenous malformation，AVM）是动、静脉之间存在异常交通，异常的动静脉之间缺乏正常的毛细血管床，动脉血直接进入静脉，使血流动力学发生改变[20]。常见的特殊体征有：局部皮温增高，可闻及血管杂音及震颤；脉搏加快；心脏扩大；心力衰竭。动脉血流直接汇入静脉，可导致静脉压力剧增，并造成下肢浅静脉曲张。超声表现主要为蜂窝状迂曲、扩张的血管团，CDFI管腔内可见丰富的花色血流信号，PW表现为高速低阻动脉频谱，频谱边缘可见"毛刺"，可显示供血动脉与引流静脉。超声主要评估供血动脉与引流静脉的来源、走行、动静脉畸形的大小与周围组织的关系等。

三、Klippel-Trenaunay综合征

Klippel-Trenaunay综合征（KTS）也称血管性肢体肥大综合征，是一种罕见的先天性血管和（或）淋巴管发育异常疾病。临床有典型的三联征。

（1）葡萄酒色斑：该病的特征性表现，呈地图状略隆起的淡红色或紫红色斑痣，压之可褪色，其实质是皮内血管痣，在婴幼儿时期即可发现，往往被认为是胎记，等到病变加重，出现一侧肢体增长、增粗才会就诊。

（2）患肢增粗增长：患侧皮肤温度普遍高于健侧，还可伴有淋巴系统异常等。

（3）静脉畸形和静脉曲张：下肢浅静脉曲张一般在出生后1年左右出现，其发生部位与通常的下肢浅静脉曲张不同，单侧下肢外侧浅静脉异常增多、曲张成团或呈网状，部分病变累及臀部、腰部或上肢。多数随年龄增长日益加重，由于下肢静脉长期处于高压状况，成人患者患肢常伴有色素沉着、溃疡。

四、Parkes-Weber综合征

Parkes-Weber综合征（PWS）是一种罕见的先天性高流量型动静脉畸形疾病，主要表现为KTS三联征，并伴动静脉瘘。以往文献多将PWS归于KTS的一种，近年来人们逐渐认识到二者在血流动力学、病理生理学、临床表现、治疗及预后方面都有明显差异，因此将其归为一种独立的疾病。

PWS多发生于单侧，也可发生于双侧。高频探头检查皮肤的葡萄酒色血管痣或血管瘤可探及皮下软组织内蜂窝状结构，以动静脉血流信号为主，另可见扩张的淋巴管。下肢静脉检查可发现深、浅静脉发育不良，瓣膜缺失，还有永存坐骨静脉，深静脉可有多发狭窄，内径明显小于同名动脉，浅静脉迂曲扩张、血栓形成，可见增生的异常粗大浅静脉。以上表现与KTS相似（KTS皮下血管痣以静脉血流信号为主）。多发性动静脉畸形是其区别于KTS的特征性表现，PWS的静脉曲张程度与动静脉瘘的数量、范围、大小有明显关系。

参考文献

[1] BRUNING G, WOITALLA-BRUNING J, QUEISSER A C, et al. Diagnosis and treatment of postthrombotic syndrome[J]. Hamostaseologie, 2020, 40(2): 214-220.

[2] 中国微循环学会周围血管疾病专业委员会下肢静脉腔内治疗专业委员会.下肢深静脉血栓形成后综合征腔内治疗专家共识[J].血管与腔内血管外科杂志,2023,9(7):769-776,787.

[3] 上海市肺栓塞与深静脉血栓防治联盟.下肢孤立性远端深静脉血栓超声检查实践:上海专家建议[J].中华超声影像学杂志,2021,30(12):1013-1017.

[4] 李文东,李晓强.非血栓性髂静脉受压综合征的争议与共识[J].中华普通外科杂志,2016,31(5):436-438.

[5] HARBIN M M, LUTSEY P L. May-Thurner syndrome: History of understanding and need for defining population prevalence[J]. J Thromb Haemost, 2020,18(3):534-542.

[6] 张伟,刘洪,赵渝.髂静脉压迫综合征的诊断与治疗[J].中国实用外科杂志,2023,43(12):1429-1431,1435.

[7] 中华医学会外科学分会血管外科学组,中国医师协会血管外科医师分会,中国医疗保健国际交流促进会血管外科分会,等.中国慢性静脉疾病诊断与治疗指南[J].中华医学杂志, 2019,99(39):3047-3061.

[8] ESPOSITO A, CHARISIS N, KANTAROVSKY, A, et al.A Comprehensive Review of the Pathophysiology and Clinical Importance of Iliac Vein Obstruction[J]. EUR J VASC ENDOVASC, 2020, 60 (1): 118-125.

[9] ESPOSITO A, CHARISIS N, KANTAROWSKY A, et al. A comprehensive review of the pathophysiology and clinical importance of iliac vein obstruction[J]. European Journal of Vascular and Endovascular Surgery, 2020,60(1):118-125.

[10] ANANTHAN K, ONIDA S, DAVIES A H. Nutcracker Syndrome: An Update on Current Diagnostic Criteria and Management Guidelines[J]. Eur J Vasc Endovasc, 2017,53 (6): 886-894.

[11] 包凌云,贾凌云,李朝军,等.腹部及外周静脉血管超声若干临床常见问题专家共识[J].中国超声医学杂志,2020,36(11):961-968.

[12] 谢颖,黄志平.下腔静脉阻塞综合征的超声诊断价值分析[J].中国医疗器械信息,2022,28(12):85-87.

[13] MENDOZA E, LATTIMER C R, MORRISON N. Duplex Ultrasound of Superficial Leg Veins[M]. Berlin, Heidelberg: Springer, 2014.

[14] ANTIGNANI PL, LAZARASHVILI Z, MONEDERO J L, et al. Diagnosis and treatment of pelvic congestion syndrome: UIP consensus document[J]. Int Angiol,2019,38 (4):265-283.

[15] MEISSNER M H, KHILNANI N M, LABROPOULOS N, et al. The symptoms-varices-pathophysiology classification of pelvic venous disorders: A report of the American Vein & Lymphatic Society International Working Group on pelvic venous disorders[J]. J Vasc Surg Venous Lymphat Disord,2021,9(3):568-584.

[16] TANAKA M E, KUTSENKO O, SALAZAR G. Choosing the most appropriate treatment option for pelvic venous disease: stenting versus embolization[J]. Semin Intervent Rad,2021,38 (2):182-188.

[17] STEENBEEK M P, VAN DER VLEUTEN C J M, SCHULTZE KOOL L J, et al. Noninvasive diagnostic tools for pelvic congestion syndrome: a systematic review[J]. Acta Obstet Gynecol Scand, 2018,97 (7):776-786.

[18] ARNOLDUSSEN C W, DE WOLF M A, WITTENS C H. Diagnostic imaging of pelvic congestive syndrome[J]. Phlebology,2015，30(Suppl):67-72.

[19] 王德明,苏立新,范新东.静脉畸形中国专家共识[J].介入放射学杂志, 2019, 28(4):307-311.

[20] YING A, AL-ASADY R, VICARETTI M. Endovascular treatment of a large iatrogenic popliteal arteriovenous fistula[J]. J Vasc Surg Cases Innov Tech, 2020, 6(1): 129-132.

（余海歌　张喜君　朱好辉）

第七章

治疗和围手术期超声评估

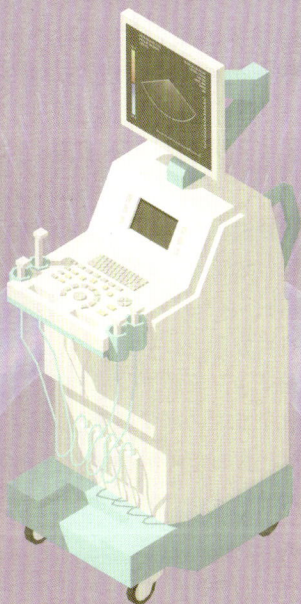

第一节　下肢静脉功能不全的治疗

继发性下肢静脉功能不全的首选治疗方法是解除导致静脉回流障碍的病因，如深静脉血栓形成、髂静脉压迫、肿瘤或腰椎导致下腔静脉受压等。

保守治疗、手术治疗是当前治疗原发性下肢静脉曲张的主要手段。保守治疗的方法主要为抬高患肢、穿戴医用弹力袜、药物治疗。手术方式主要有以下几种。①开放性手术：大隐静脉高位结扎+剥脱术。将整段大隐静脉进行整体剥离，包含正常的血管段，手术切口较多且易形成瘢痕，复发率较高，因首次手术创伤较大，使复发后的二次治疗难度增加。②腔内热消融治疗：包括激光消融（endovenous laser ablation，EVLA）、射频消融（radio frequency ablation，RFA）和微波消融（microwave ablation，MA）。原理是通过热效应将病变的静脉闭塞或关闭病理性的反流侧支，手术时间短、疼痛轻、创伤较小、恢复快、术后并发症少。③泡沫硬化剂治疗：将化学硬化剂注入静脉管腔，使静脉出现无菌性炎性反应、痉挛、血栓形成，最终闭塞管腔，可以对不适合手术治疗的部位单独使用，也可以作为辅助治疗方式，用来处理术后残留的曲张静脉。以上几种方法的治疗原则均是以消融或破坏为主，机械性消除浅静脉反流，进而减轻静脉压力。④CHIVA手术：是一种基于血流动力学的微创保守手术治疗，不同于传统的毁损破坏理念，而是在超声血流动力学评估后，中断异常反流通路，保留回流点，恢复静脉正常跨壁压，缓解症状和体征，从而达到保留静脉的同时治疗静脉功能不全的目的。我国《原发性下肢浅静脉曲张诊治专家共识（2021版）》推荐大隐静脉主干直径4～10 mm是EVLA的适宜范围，大隐静脉主干直径4～15 mm是RFA的适宜范围[2]。临床上通常个体化选择1种或几种方式[1]。药物联合压力治疗和（或）手术的综合治疗已成为新的趋势。

术前超声精确评估，有助于临床制定精准的个体化治疗方案。根据不同的治疗方式，术中超声明确病变部位、定位引导有助于缩短手术时间，实时监测静脉血管有无血栓、挛缩及闭合情况。术后超声可识别早期并发症，评价手术疗效，进行随访及评估复发情况。

第二节　围手术期超声评估

一、术前超声评估

术前超声评估的主要内容如下。

（1）隐股/隐腘交界的位置、大/小隐静脉的走行。

（2）有无解剖上的变异，如副隐静脉、Giacomini静脉或大腿延伸静脉的存在及其形态和血流动力学特征（有无反流）。

（3）大/小隐静脉的内径及有无静脉瘤（隐静脉局部扩张至少达到平均直径上限的3倍，靠近隐股交界＞20 mm，靠近隐腘交界＞15 mm[3]）或瘤样扩张。

（4）识别功能不全的穿静脉。

（5）术前标记隐股/隐腘交界的位置、曲张静脉的走行、增宽穿静脉的位置等。

（6）反流通路的识别，包括反流源从哪里来、经过的路径、回流到哪些静脉。

二、术中超声评估

在静脉腔内热消融治疗时，穿刺前可在超声引导下找到位于反流远端且静脉直径相对较大的合适穿刺点，观察曲张静脉走行并于其周围注射肿胀麻醉液以防热传导损伤周围组织；穿刺后尽量控制探头声束与穿刺针在同一平面内，监测导丝走行位置，导丝无法顺利推进时，可用超声探测原因，如术前未发现的发育和走行异常、内径改变、肢体姿势导致的静脉迂曲等；热消融时需在超声监测下使其位置距深静脉有一定距离，以防血栓延伸到深静脉，穿静脉的腔内治疗能量释放位置在穿过筋膜点的下方。

硬化剂注射治疗时，超声可用于识别外观不能看到的曲张静脉；区分静脉和邻近的动脉；确定静脉的深度，以选择合适长度的导管；确定最佳穿刺点；硬化剂注射后可观察到血管痉挛（通常在注射硬化剂的10～30 s）以及硬化剂注射的动态过程，硬化剂在管腔内呈不规则强回声伴声影的特征。

三、术后超声评估

(一)术后改变

开放性手术术后可能出现皮下肿胀及出血、淋巴渗出等，超声可识别并评估其范围和随时间推移发生的变化。瘢痕组织早期呈强回声，随时间逐渐退化，回声减低，甚至难以辨认。缝合线一般表现为线样强回声伴声影。

腔内消融及硬化治疗术后早期静脉壁发生水肿（静脉壁增厚，呈"双边"），管腔内为典型的新鲜血栓（管腔内充满低回声），CDFI管腔内无血流信号。数周之后，静脉管径变细。治疗有效的征象包括靶静脉内径减小、反流及顺行血流消失。1年后靶静脉应呈纤维组织样高回声，很难与周围结构进行区分。

(二)术后并发症

1.开放性手术术后主要并发症[4]

（1）医源性血管损伤：下肢静脉曲张手术中的严重并发症，如发生大隐静脉误剥致股动静脉损伤者，可能会导致下肢缺血或静脉血栓。

（2）神经损伤：隐神经与大隐静脉伴行，膝下段关系更密切，胫神经位于隐腘交界处深静脉和小隐静脉之间，腓肠神经和小隐静脉在小腿上部紧密地位于两个腓肠肌头之间的间隙中，隐神经和腓肠神经的损伤是原发性静脉曲张的典型手术并发症之一。神经损伤导致感觉丧失/改变，如果神经被切断，可能会发生创伤性神经瘤。创伤性神经瘤是外伤或手术后外周神经损伤、部分或完全离断后神经近端的非肿瘤性增生，是一种假性神经瘤。在超声上表现为梭形、边界清晰、形态规则的低回声团块，与切断的神经近端相连，如果神经其他成分均断裂而仅外膜保持连续，则可能在该部位形成赘生物。

（3）隐静脉主干残留或曲张属支静脉残留：开放手术中未按经典术式高位结扎大隐静脉，未妥善处理深、浅静脉之间的异常交通静脉，或因局部解剖变异如大隐静脉双主干仅剥离一根主干导致残留，或仅剥离副隐静脉残留隐静脉主干。曲张属支静脉残留多因术中遗漏。

（4）深静脉血栓形成、肺栓塞。

（5）切口感染、脓肿。

2.腔内热消融治疗的术后并发症

（1）皮肤灼伤，一般是由于导管过于接近皮肤，静脉走行过浅导致。

（2）导管突破血管壁。

（3）热能诱导的血栓形成（endothermal heat induced thrombosis，EHIT）是热消融术后的特有并发症，即热消融形成血栓延伸到深静脉，因此局部麻醉剂的注射和热能的释放均使用超声波进行监测，术后复查应注意血栓到深静脉的距离。

（4）消融不全导致隐静脉主干部分或全程再通。

（5）神经损伤。

3.硬化治疗的术后并发症

（1）色素沉着。

（2）毛细血管扩张。

（3）血栓性浅静脉炎。

（4）下肢水肿。

（5）一过性黑矇、感觉异常、头痛/偏头痛等神经系统并发症。

血栓性浅静脉炎超声表现主要为：局部浅静脉曲张，管径增宽，管壁增厚，回声增强；管腔内可见低/中/高回声团块（血栓）形成；静脉周边可见渗出改变，皮下组织呈水肿改变；彩色多普勒显示管腔内彩色血流充盈缺损或无血流信号。

（三）术后评估

术后复查的主要评估内容有：手术区域新的解剖和血流动力学特征；是否存在残端，残端有无反流；术区有无新生血管形成；剥脱节段有无残留；消融/硬化治疗的静脉是否完全闭合，如未完全闭合其通畅及反流程度；治疗静脉的近端、闭塞静脉的最大直径及血栓与深静脉的距离；术前功能不全的属支及穿静脉是否仍然存在；有无新的反流产生；术后有无血栓形成、机化、再通，以及是否引起静脉功能不全；是否存在术后并发症。

（四）下肢静脉曲张术后复发

下肢静脉曲张术后复发一直是一个不可避免的复杂而频繁的问题，复发性静脉曲张通常指手术治疗后所有新出现的静脉曲张，短期内复发一般是由于治疗不充分引起，术后数年之后出现的复发通常为已治疗静脉的管腔再通或疾病进展导致先前未治疗静脉出现新的曲张[5]。

大隐静脉高位结扎剥脱术后有7%～65%的患者复发静脉曲张[6]。随术后时间的延长，复发率也逐渐增加。复发主要是由于：继发性静脉曲张未解决根本原因；未识别真正的反流源点；大隐静脉属支残留或大隐静脉残端过长；单纯结扎未剥脱，未治疗的曲张属支导致与之连接的大隐静脉再通；术后新生血管的形成；副隐静脉的反流；原先正常的其他静脉发生反流等。

腔内热消融/硬化剂治疗术后的复发性静脉曲张通常为：热消融能量不足或硬化剂浓度不足导致直径较大的曲张静脉未完全闭合；先前处理过的静脉发生再通/反流；未治疗的属支或穿静脉导致与之连接大隐静脉的节段性再通；原先正常的其他静脉发生反流等[7]。

检查的目的是确定复发的性质和来源。因此，检查前应询问病史，了解接受过的静脉治疗术式，有助于判断超声检查发现的静脉反流（瓣膜功能不全）为原发、复发或术后残留。对高位结扎+剥除的患者应了解大隐静脉主干是否存在，有哪些新出现的血管反流，尤其是有无功能不全的穿静脉及新生血管；对射频及激光等微创治疗的患者应了解大隐静脉主干是否闭合完全、有无血栓及再通。

常见复发的超声表现：新生血管表现为手术区结扎点处残端与大隐静脉或其属支间多发迂曲的较小血管，新生血管管壁较薄，没有瓣膜，因此容易形成反流和复发；大隐静脉残端通常表现为有静脉瓣且较粗大的血管，据此可与新生血管相鉴别；AASV功能不全主要表现为大腿前外侧、膝关节外侧、小腿的静脉曲张。

参考文献

[1] ADLER C, MOUSA A, RHEE A, et al. Varicose veins of the lower extremity: Doppler US evaluation protocols, patterns, and pitfalls[J]. Radiographics : a review publication of the Radiological Society of North America, Inc,2022,42(7):2184-2200.

[2] 梅家才, 郑月宏. 原发性下肢浅静脉曲张诊治专家共识（2021版）[J]. 血管与腔内血管外科杂志,2021,7:762-772.

[3] LABROPOULOS N, KOKKOSIS A A, SPENTZOURIS G, et al. The distribution and significance of varicositiesin the saphenous trunks[J]. J Vasc Surg,2010,51(1):96-103.

[4] 朱越锋,贾晓坚,吴丹明.下肢静脉曲张手术并发症与防治[J].中华普通外科杂志,2023,38(3):220-223.

[5] 梁卫,张纪蔚.复发性静脉曲张的分类和治疗进展[J].中国血管外科杂志(电子版),2016,8(3):175-177,182.

[6] 黄晨,郑晓兵.复发性下肢静脉曲张的治疗[J].中国血管外科杂志(电子版),2018,2:117-119,123.

[7] ZOLLMANN M, ZOLLMANN C, ZOLLMANN P, et al. Recurrence types 3 years after endovenous thermal ablation in insufficient saphenofemoral junctions[J]. J Vasc Surg Venous L, 2020, 9 (1): 137-145.

（余海歌　朱好辉）

第八章

下肢静脉的影像学检查方法

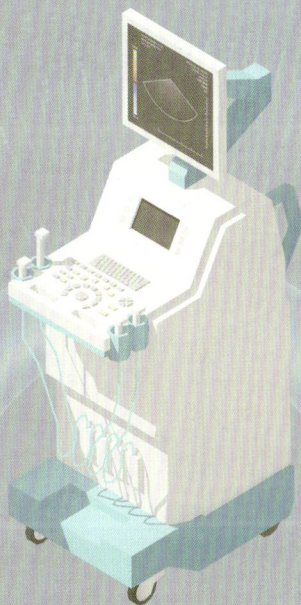

一、彩色多普勒超声（color Doppler ultrasond，CDUS）

超声常常是评价下肢静脉疾病的首选辅助检查，具有安全性高、非侵入性、方便快捷、动态成像等优点。它不仅能实时动态观察血管形态、结构、病变范围，而且能显示并准确定位静脉系统的回流、阻塞及狭窄的部位[1]，同时还能直接提供血流动力学信息，确定血流方向并评价瓣膜功能。但该检查仅为局部成像，且完整扫查整个下肢耗时较长。在皮肤破溃或者肿胀时，易受水肿组织和脂肪等影响，从而影响检查结果。此外，检查者的操作水平、血管解剖位置深度、仪器灵敏度等也在不同程度上影响图像质量和检查结果的准确性[2]。

二、计算机断层扫描静脉成像（computed tomography venography，CTV）

CTV可以全面显示下肢静脉系统全貌，且检查方便，耗时少。能观察到血管的解剖变异、更多数量的交通静脉和近心端静脉阻塞，真正为手术策略的制定提供三维解剖图[3]。这在一些特殊情况下较重要，例如盆腔静脉异常导致的下肢静脉曲张[4]，在皮肤溃疡或慢性水肿的患者中，仅用彩色多普勒超声检查通常难以识别穿静脉，CTV的轴位和三维图像有助于识别穿静脉和周围曲张静脉的关系[5]。但CTV有伪影和辐射，且检查过程中要使用造影剂，会产生造影剂从静脉中漏出的风险，同时可能造成肾脏负担和过敏反应。此外，CTV成本较高，不能实时成像和提供血流动力学信息。CTV和彩色多普勒超声检查结合起来使用有助于下肢静脉曲张的病因鉴别和制订最佳个体化治疗方案[3]。

三、磁共振静脉成像（magnetic resonance venography，MRV）

MRV和CTV一样可以显示下肢静脉系统全貌，清晰显示出静脉狭窄、堵塞及周围组织病变，在评估下肢静脉解剖的准确性与可视化方面，与下肢静脉顺行造影相当[6]，MRV无辐射，但技术要求高、检查时间长、成本高，有固定金属植入物者，不可实施此项检查。

四、数字减影血管造影（digital substraction angiography, DSA）

下肢静脉造影是诊断下肢静脉疾病的"金标准"[7]，包括顺行静脉造影和逆行静脉造影。静脉造影术可以直观反映出下肢静脉（包括深静脉、浅静脉、交通静脉、穿静脉）曲张、功能不全的部位及反流的程度，能够明确狭窄的程度或阻塞的部位及侧支循环的建立情况[3]。但静脉造影属于有创检查，可能引起造影剂过敏、穿刺部位出血或感染、血肿等并发症，因此静脉造影常用作介入治疗时的诊断性检查，主要用于无创检查不能明确诊断的情况下明确诊断和指导进一步的治疗[8]。

参考文献

[1] 段成.下肢静脉曲张诊断和微创治疗的临床研究进展[D].重庆医科大学,2021.

[2] LEE D K, AHN K S, KANG C H, et al. Ultrasonography of the lower extremity veins: anatomy and basic approach[J]. Ultrasonography, 2017, 36（2）: 120-130.

[3] DE MAESENEER M G, KAKKOS S K, AHERNE T, et al. European Society for Vascular Surgery （ESVS） 2022 Clinical Practice Guidelines on the management of chronic venous disease of the lower limbs[J]. European journal of vascular and endovascular surgery, 2022, 63（2）: 184-267.

[4] UHL J F. Three-dimensional modelling of the venous system by direct multislice helical computed tomography venography: technique, indications and results[J]. Phlebology, 2012, 27（6）: 270-288.

[5] SATO K, ORIHASHI K, TAKAHASHI S, et al. Three-dimensional CT Venography: A diagnostic modality for the preoperative assessment of patients with varicose veins[J]. Ann Vasc Dis, 2011, 4（3）: 229-234.

[6] ARNOLDUSSEN C W, DE GRAAF R, WITTENS C H, et al. Value of magnetic resonance venography and computed tomographic venography in lower extremity chronic venous disease[J]. Phlebology, 2013, 28（S1）: 169-175.

[7] 杨釜铭，吴英锋.不同影像学诊断技术对慢性下肢静脉功能

不全的评判效用[J]. 中国血管外科杂志（电子版）,2020,2（12）:164-168.

[8] MAŁEK G, NOWICKI A. Standards of the Polish Ultrasound Society-update. Sonography of the lower extremity veins[J]. J Ultrason, 2014, 14（58）: 287-296.

（张喜君　朱好辉）

第九章

临床实践病例分享

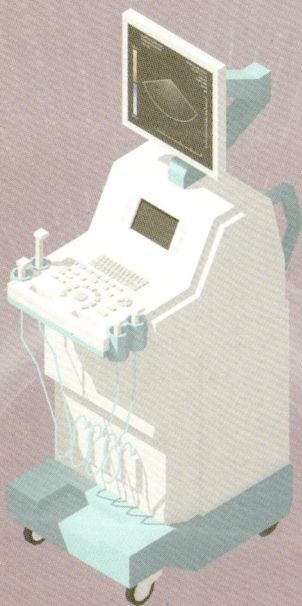

病例1

【病史】患者女性，51岁，双下肢静脉曲张2年，左侧为著（声像图仅展示左侧下肢静脉）。

【检查所见】

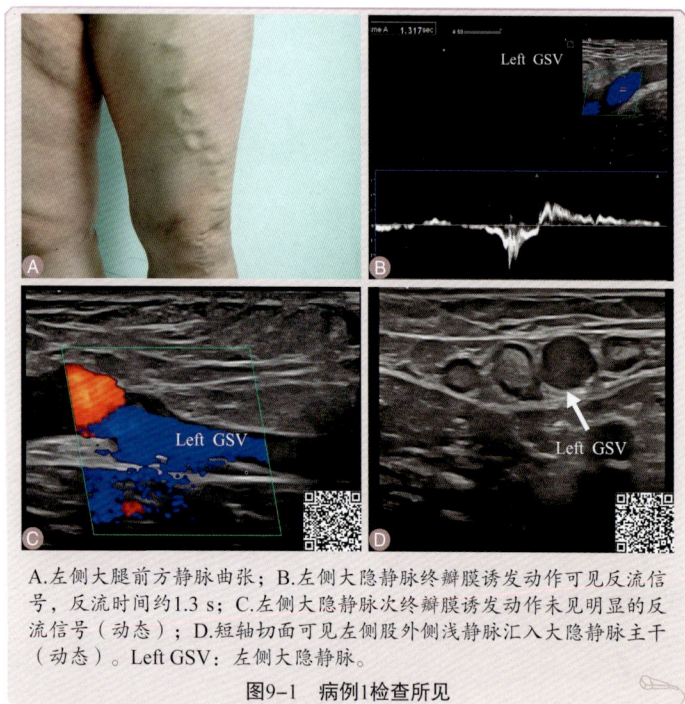

A.左侧大腿前方静脉曲张；B.左侧大隐静脉终瓣膜诱发动作可见反流信号，反流时间约1.3 s；C.左侧大隐静脉次终瓣膜诱发动作未见明显的反流信号（动态）；D.短轴切面可见左侧股外侧浅静脉汇入大隐静脉主干（动态）。Left GSV：左侧大隐静脉。

图9-1　病例1检查所见

【超声诊断】左侧大隐静脉终瓣膜、左侧股外侧浅静脉功能不全。

病例2

【病史】患者女性，50岁，左下肢肿胀、酸困2年，加重1个月。

【检查所见】

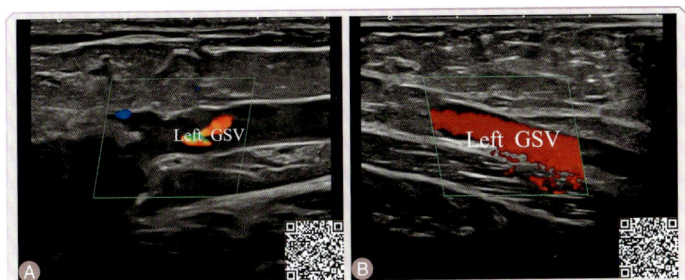

A.左侧大隐静脉终瓣膜（隐股交界）诱发动作未见明显的反流信号；次终瓣膜诱发动作可见反流信号，反流时间约4 s（动态）。B.左侧大隐静脉主干诱发动作可见反流信号（动态）。Left GSV：左侧大隐静脉。

图9-2　病例2检查所见

【超声诊断】左侧大隐静脉主干功能不全（终瓣膜/隐股交界无反流）。

病例3

【病史】患者女性，62岁，双下肢静脉曲张2年，左侧为著（声像图仅展示左侧下肢静脉）。

【检查所见】

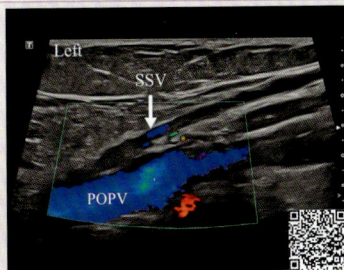

左侧小隐静脉终瓣膜（隐腘交界）无反流，主干诱发动作可见反流信号，反流时间约0.5 s。Left：左侧；POPV：腘静脉；SSV：小隐静脉。

图9-3　病例3检查所见（动态）

【超声诊断】左侧小隐静脉主干功能不全（终瓣膜/隐腘交界无反流）。

病例 4

【病史】患者女性，54岁，双下肢肿胀3天，突发疼痛1天，左侧为著（声像图仅展示左侧下肢静脉）。

【检查所见】

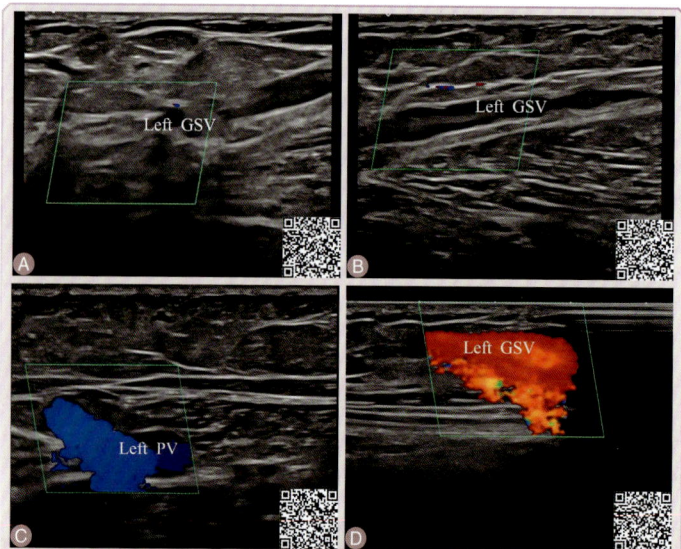

A.左侧大隐静脉终瓣膜、次终瓣膜诱发动作未见明显反流信号；B.左侧大隐静脉大腿上段主干诱发动作未见明显的反流信号；C.左侧大隐静脉大腿中远段可见一穿静脉宽约5.6 mm，诱发动作可见舒张性反流信号，反流时间约4 s；D.左侧大隐静脉中远段一属支诱发动作可见反流信号，反流时间约4 s。Left：左侧；GSV：大隐静脉；PV：穿静脉。

图9-4 病例4检查所见（动态）

【超声诊断】左侧大隐静脉主干大腿中远段功能不全并属支曲张（考虑：反流源点自大腿中远段穿静脉及属支，左侧隐股交界无反流）。

病例 5

【病史】患者女性，72岁，双下肢肿胀30年，左侧为著（声像图仅展示左侧下肢静脉）。

【检查所见】

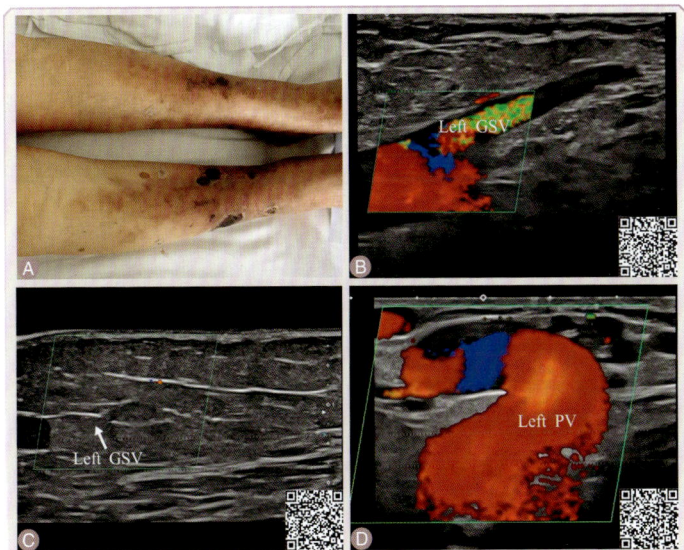

A.患者双下肢肿胀并足靴区色素沉着；B.左侧大隐静脉终瓣膜诱发动作未见明显的血流信号（动态）；C.左侧大腿下段大隐静脉属支诱发动作可见反流信号，反流时间约1.6 s（动态）；D.左侧小腿段穿静脉诱发动作可见反流信号，反流时间约4 s（动态）。Left：左侧；GSV：大隐静脉；PV：穿静脉。

图9-5　病例5检查所见

【超声诊断】左侧大隐静脉属支功能不全，左侧小腿段穿静脉功能不全。

病例 6

【病史】患者女性，57岁，双下肢静脉曲张20余年，肿胀3天，疼痛1天。

【检查所见】

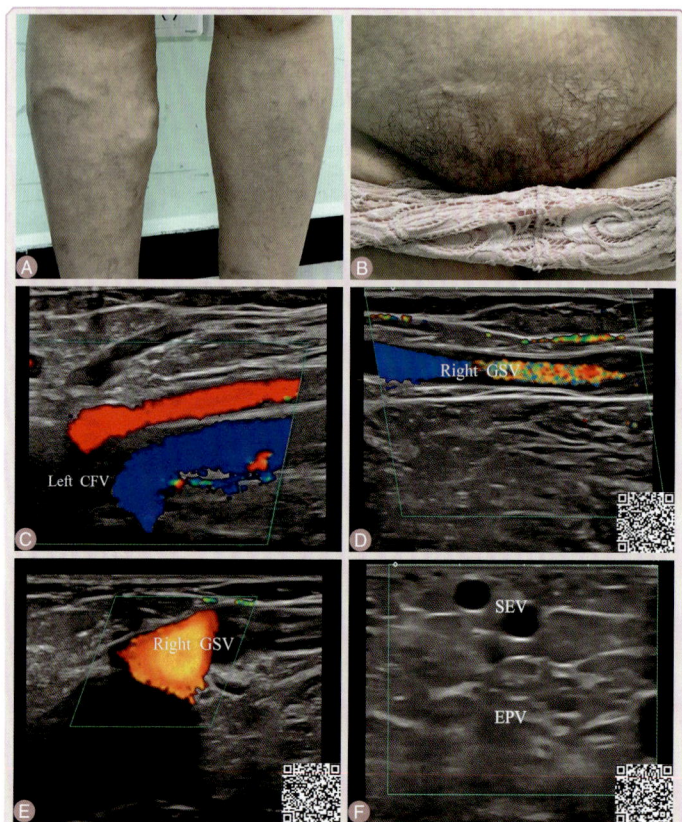

A、B.患者双下肢及下腹壁（耻骨联合区）静脉曲张；C.左侧股总静脉近心端低回声充填，CDFI未见明显的血流信号；D.右侧大隐静脉主干平静呼吸状态即可见反流信号（动态）；E.右侧大隐静脉终瓣膜诱发动作未见反流信号（右侧大隐静脉内反流血流并非自右侧股总静脉经终瓣膜至右侧大隐静脉）（动态）；F.双侧腹壁浅及阴部外静脉相交通（血流方向：左向右，动态）。Left：左侧；Right：右侧；GSV：大隐静脉；SEV：腹壁浅静脉；EPV：阴部外静脉。

图9-6　病例6检查所见

【超声诊断】左侧股总静脉近心端陈旧性血栓闭塞，左下肢深静脉血液自左侧腹壁浅和阴部外静脉经右侧腹壁浅和阴部外静脉至右侧大隐静脉（旁路），双侧大隐静脉反流（继发性）。

病例 7

【病史】患者男性，75岁，双下肢肿胀6年余，左下肢皮肤破溃3年，双下肢皮肤发黑1年（声像图仅展示左侧下肢静脉）。

【检查所见】

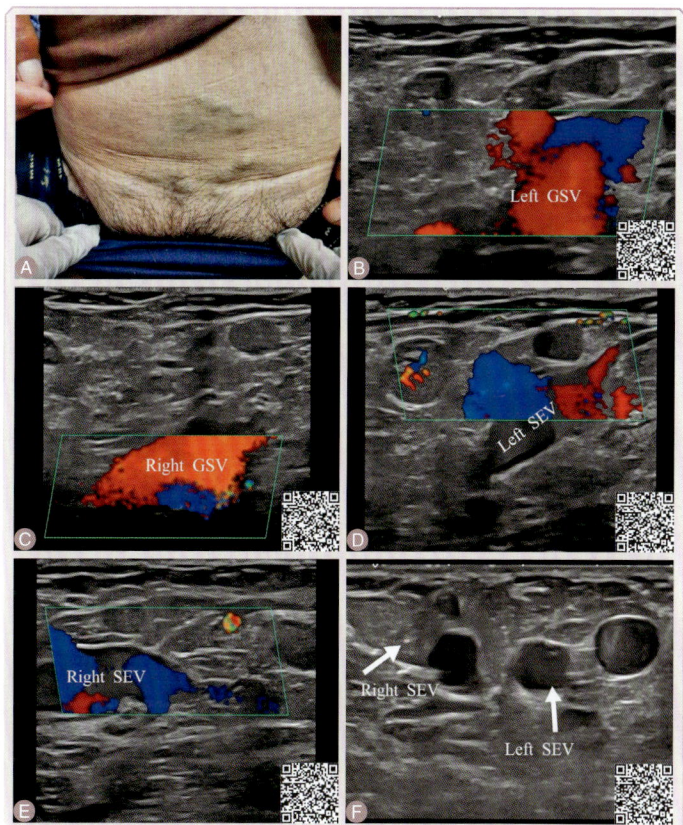

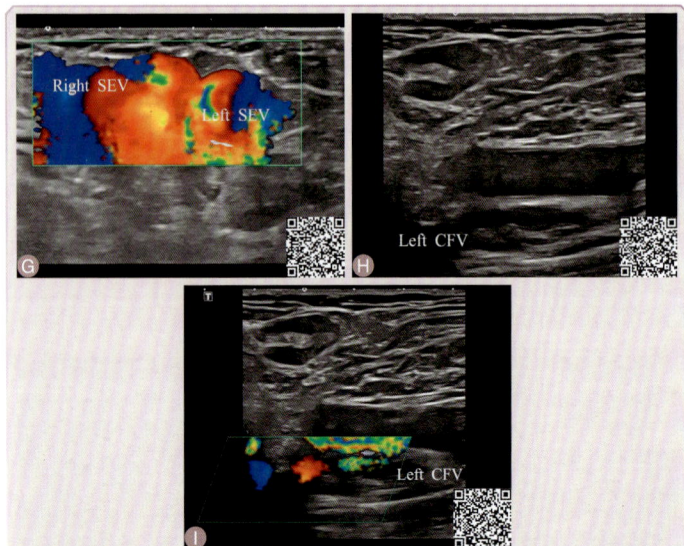

A.患者腹壁浅静脉曲张；B.左侧大隐静脉终瓣膜反流（动态）；C.右侧大隐静脉终瓣膜反流（动态）；D.左侧腹壁浅静脉反流（动态）；E.右侧腹壁浅静脉反流（动态）；F、G.双侧腹壁浅静脉曲张且相交通（动态）；H.左侧股总静脉内低回声充填（动态）；I.CDFI显示左侧股总静脉内血流充盈缺损（动态）。Left：左侧；Right：右侧；GSV：大隐静脉；SEV：腹壁浅静脉；CFV：股总静脉。

图9-7 病例7检查所见

【超声诊断】双侧下肢深静脉陈旧性血栓并机化致双侧大隐静脉反流（继发性）、双侧腹壁浅静脉反流（旁路）。

病例 8

【病史】患者男性，58岁，左下肢静脉曲张20年。

【检查所见】

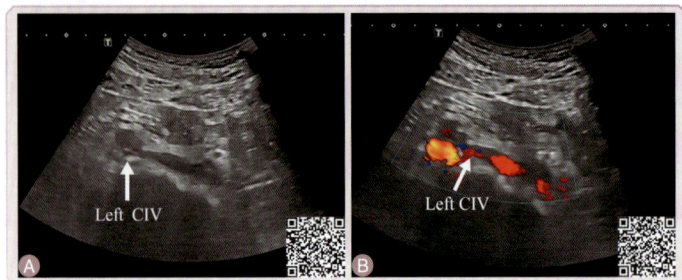

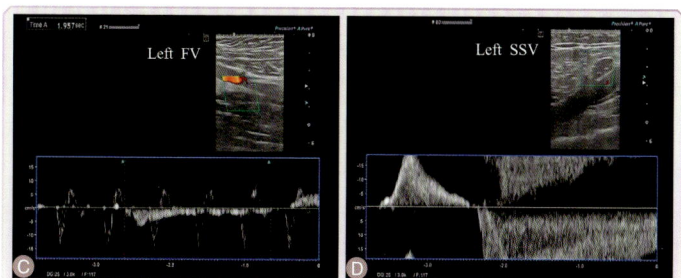

A.脊柱前方与右侧髂总动脉后方之间左侧髂总静脉受压（动态）；
B.CDFI显示该处左侧髂总静脉血流明显变细、色彩明亮（动态）；C.左
侧股静脉诱发动作可见反流信号，反流时间约1.9 s；D.左侧隐胭交界
诱发动作可见反流信号，反流时间约6.5 s。Left：左侧；CIV：髂总静
脉；FV：股静脉；SSV：小隐静脉。

图9-8 病例8检查所见

【超声诊断】左髂总静脉受压，左侧股静脉功能不全，左
侧小隐静脉功能不全。

病例 9

【病史】患者男性，33岁，右下肢肿胀不适6月余。既往
史：会阴部溃疡、口腔溃疡反复发作。实验室检查：抗链球菌
"O"定量914 IU/mL；C-反应蛋白定量47.55 mg/L。

【检查所见】

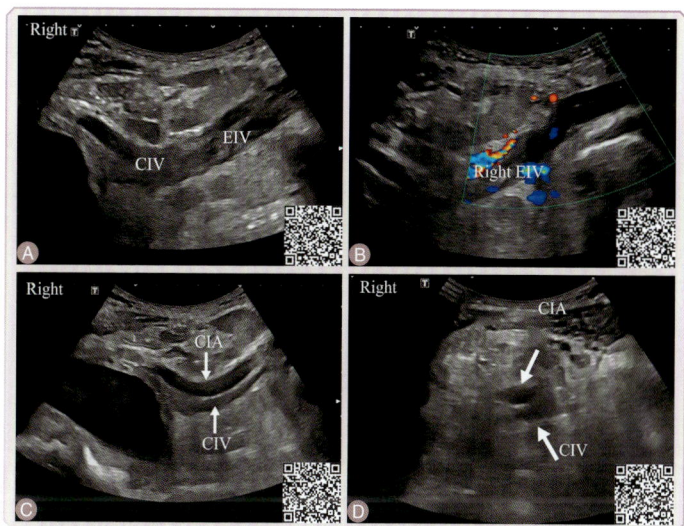

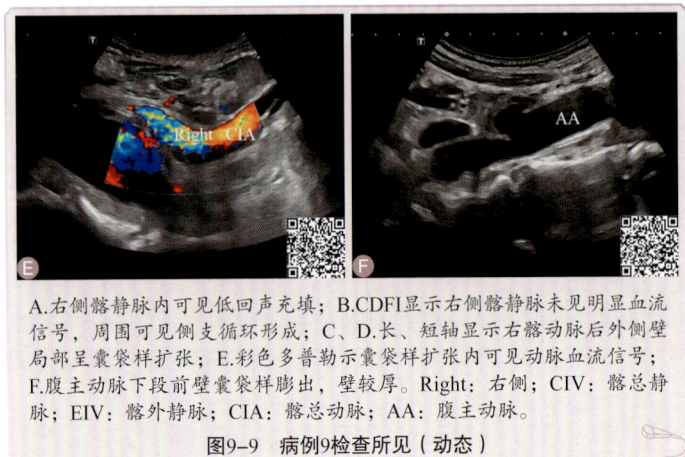

A.右侧髂静脉内可见低回声充填；B.CDFI显示右侧髂静脉未见明显血流信号，周围可见侧支循环形成；C、D.长、短轴显示右髂动脉后外侧壁局部呈囊袋样扩张；E.彩色多普勒示囊袋样扩张内可见动脉血流信号；F.腹主动脉下段前壁囊袋样膨出，壁较厚。Right：右侧；CIV：髂总静脉；EIV：髂外静脉；CIA：髂总动脉；AA：腹主动脉。

图9-9 病例9检查所见（动态）

【超声诊断】腹主动脉及右侧髂动脉动脉瘤；右侧髂静脉受右髂动脉动脉瘤压迫，右髂总、髂外静脉近心端陈旧性血栓闭塞并周围侧支循环形成（结合临床，考虑白塞病）。

病例 10

【病史】患者男性，61岁，双下肢静脉曲张，右下肢肿胀，加重1周。

【检查所见】

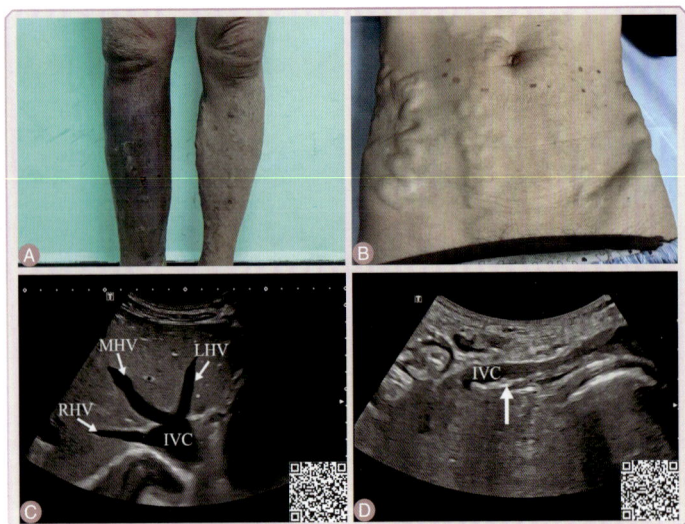

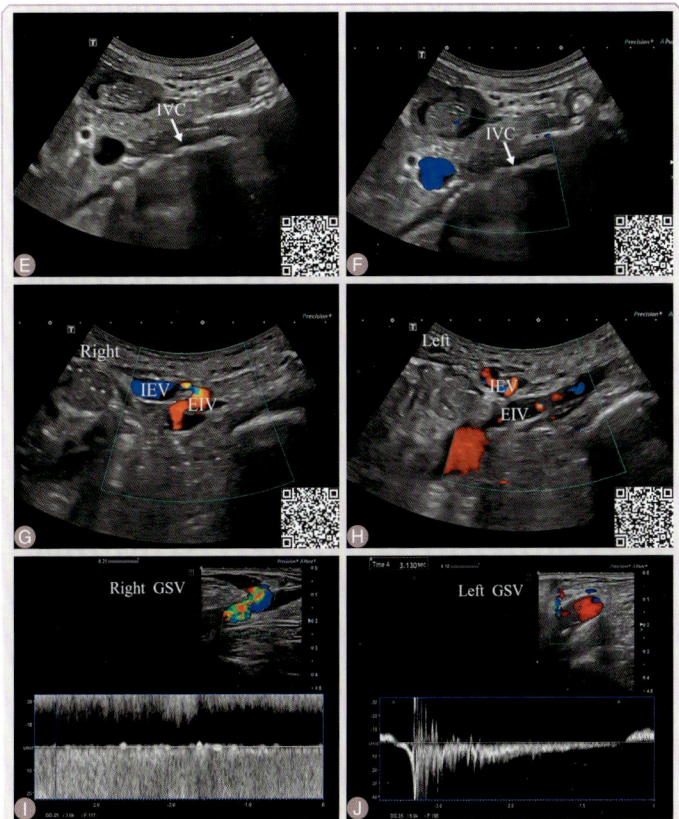

A.患者右下肢肿胀，色素沉着，双下肢浅静脉曲张；B.患者腹壁静脉曲张；C.肝左、肝中、肝右静脉入下腔静脉口通畅（动态）；D.下腔静脉中段后壁强回声，后伴声影（动态）；E.下腔静脉长轴显示下段管腔内强回声，后伴声影（动态）；F.CDFI显示下腔静脉下段未见明显血流信号（动态）；G.右侧腹壁下静脉血流逆向，血流方向由下向上（正常应由上向下汇入髂外静脉，动态）；H.左侧髂外静脉可见不均质低回声，血流充盈缺损，左侧腹壁下静脉血流逆向（动态）；I.右侧大隐静脉终瓣膜平静呼吸下血流逆向；J.左侧大隐静脉终瓣膜诱发动作可见反流信号，反流时间约3.1 s。Left：左侧；Right：右侧；IVC：下腔静脉；LHV：肝左静脉；MHV：肝中静脉；RHV：肝右静脉；IEV：腹壁下静脉；EIV：髂外静脉；GSV：大隐静脉。

图9-10　病例10检查所见

【超声诊断】下腔静脉中、下段内静脉石形成并下段管腔闭塞；双侧髂总、髂外静脉内陈旧性血栓；双侧腹壁下静脉血流逆向并曲张（考虑旁路）；双侧大隐静脉功能不全（继发性）。

病例 11

【病史】患者男性，62岁，双下肢静脉曲张22年（双侧下肢静脉病变基本对称，故声像图仅展示左下肢静脉）。

【检查所见】

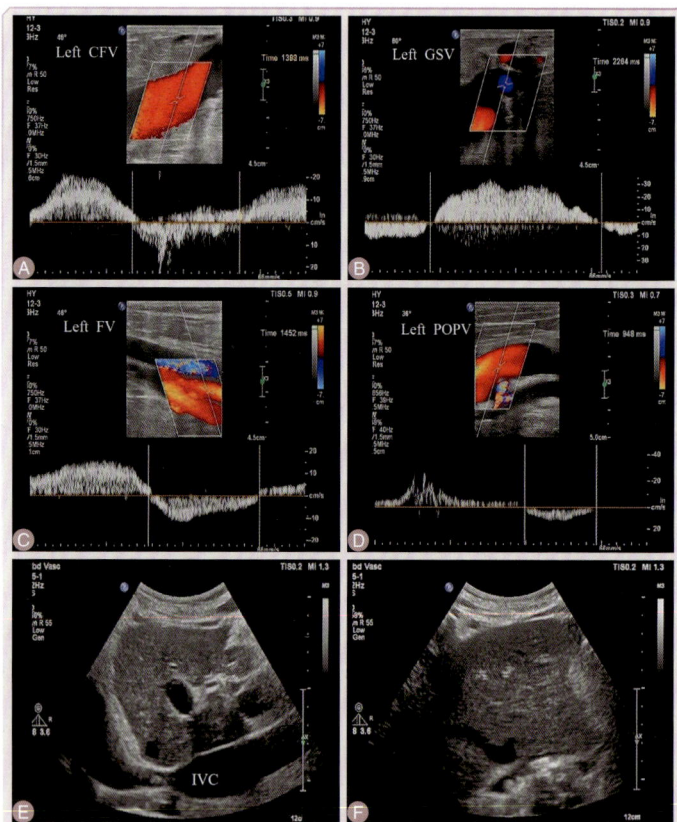

A.左侧股总静脉诱发动作可见反流信号，反流时间约1.4 s；B.左侧大隐静脉终瓣膜诱发动作可见反流信号，反流时间约2.4 s；C.左侧股静脉诱发动作可见反流信号，反流时间约1.5 s；D.左侧腘静脉诱发动作可见反流信号，反流时间约1.0 s；E.下腔静脉上段内径变窄；F.肝内可见交通支形成。Left：左侧；CFV：股总静脉；GSV：大隐静脉；FV：股静脉；POPV：腘静脉；IVC：下腔静脉。

图9-11　病例11检查所见

【超声诊断】布加综合征，双下肢股总静脉、股静脉、腘静脉及大隐静脉功能不全（考虑与下腔静脉回流不畅有关）。

病例 12

【病史】患者男性，40岁，双下肢静脉曲张30余年，久站后双下肢疼痛，休息后可缓解（双下肢静脉声像图未展示）。

【检查所见】

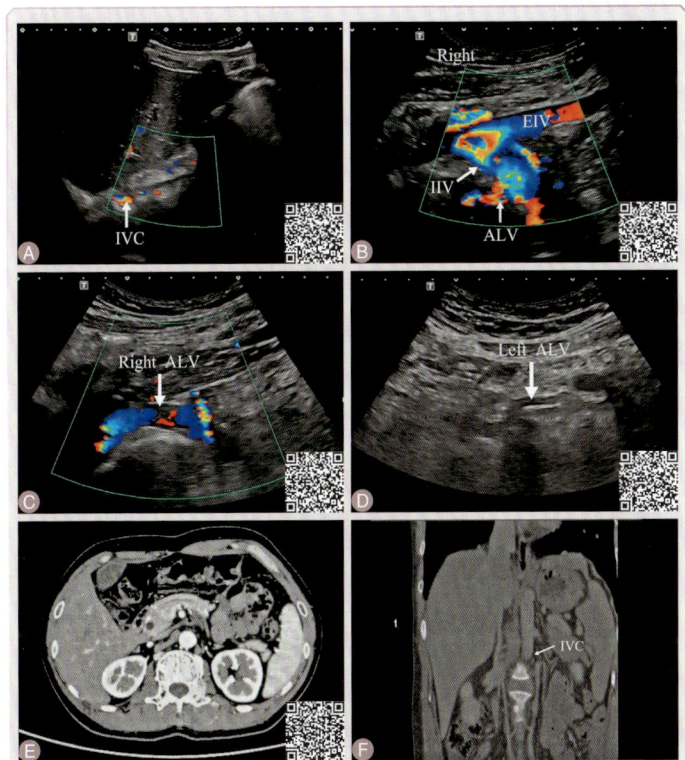

A.下腔静脉上段内径纤细并周围侧支形成（动态）；B.双侧髂外静脉血流分别逆向注入双侧髂内静脉（图示右侧，动态）；C.右侧腰升静脉代偿性增宽（动态）；D.左侧腰升静脉代偿性增宽（动态）；E、F.CT血管造影显示下腔静脉肝段显影，箭头所示以下水平下腔静脉未显影（E动态）。

图9-12 病例12检查所见

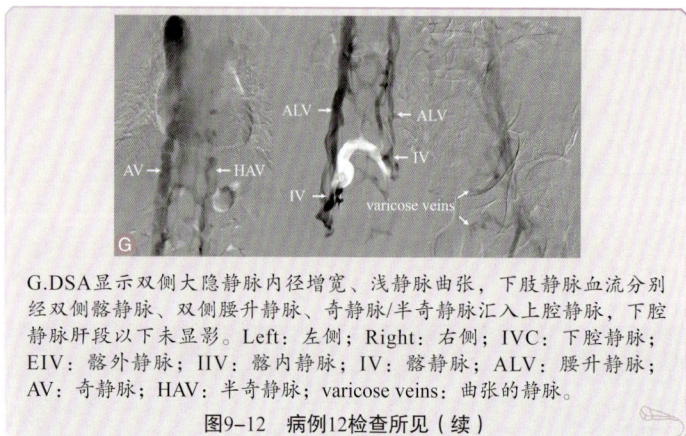

G.DSA显示双侧大隐静脉内径增宽、浅静脉曲张，下肢静脉血流分别经双侧髂静脉、双侧腰升静脉、奇静脉/半奇静脉汇入上腔静脉，下腔静脉肝段以下未显影。Left：左侧；Right：右侧；IVC：下腔静脉；EIV：髂外静脉；IIV：髂内静脉；IV：髂静脉；ALV：腰升静脉；AV：奇静脉；HAV：半奇静脉；varicose veins：曲张的静脉。

图9-12　病例12检查所见（续）

【**超声诊断**】下腔静脉中、下段缺如；双侧髂外静脉血流分别经双侧髂内静脉、双侧腰升静脉向心回流。

病例 13

【**病史**】患者女性，67岁，发现右小腿皮肤破溃半月余。既往史：20年前行阑尾切除术，15年前行二尖瓣、主动脉瓣置换术。

【**检查所见**】

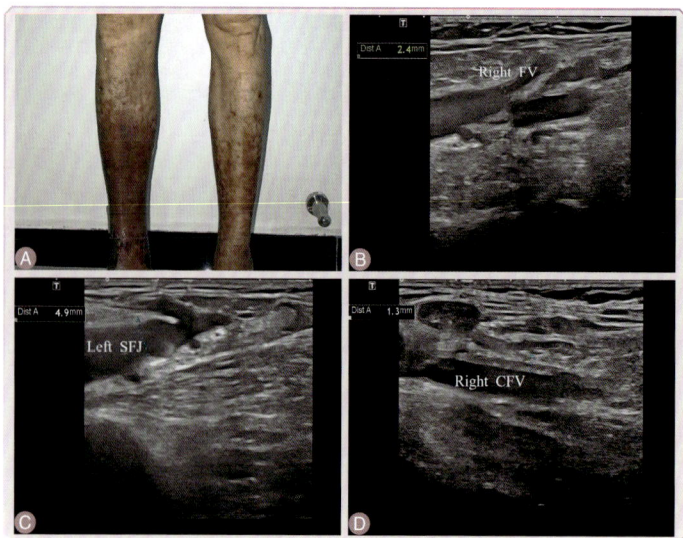

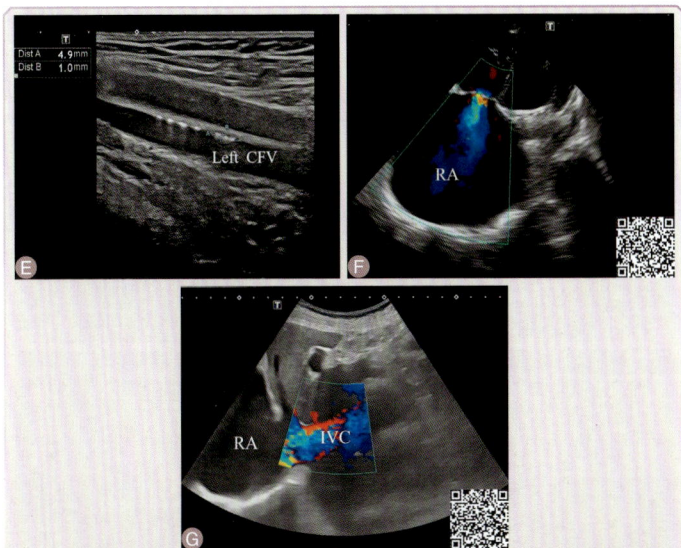

A.患者双下肢色素沉着，右下肢溃疡形成，静脉曲张不明显；B.右侧隐腘交界内径偏细，约2.4 mm；C.左侧隐股交界内径约4.9 mm；D.右侧股总及股静脉可见低、强回声附壁，右侧股总静脉分叉处前壁低回声厚约1.3 mm；E.左侧股总静脉可见低、强回声附壁，其一强回声大小约4.9 mm×1.0 mm；F.右心房明显增大，三尖瓣重度反流（动态）；G.下腔静脉扩张并反流（动态）。Left：左侧；Right：右侧；SFJ：隐股交界；CFV：股总静脉；FV：股静脉；RA：右心房；IVC：下腔静脉。

图9-13　病例13检查所见

【超声诊断】三尖瓣重度关闭不全；下腔静脉扩张并反流；双侧股总及股静脉低、强回声附壁（考虑陈旧性血栓并静脉石）；双侧股总、股静脉功能不全（考虑与三尖瓣重度关闭不全有关）。

病例 14

【病史】患者男性，29岁，3个月前左足踝部溃疡形成并加重。既往史：3年前曾因左下肢静脉曲张于外院行左侧大隐静脉高位结扎术。

【检查所见】

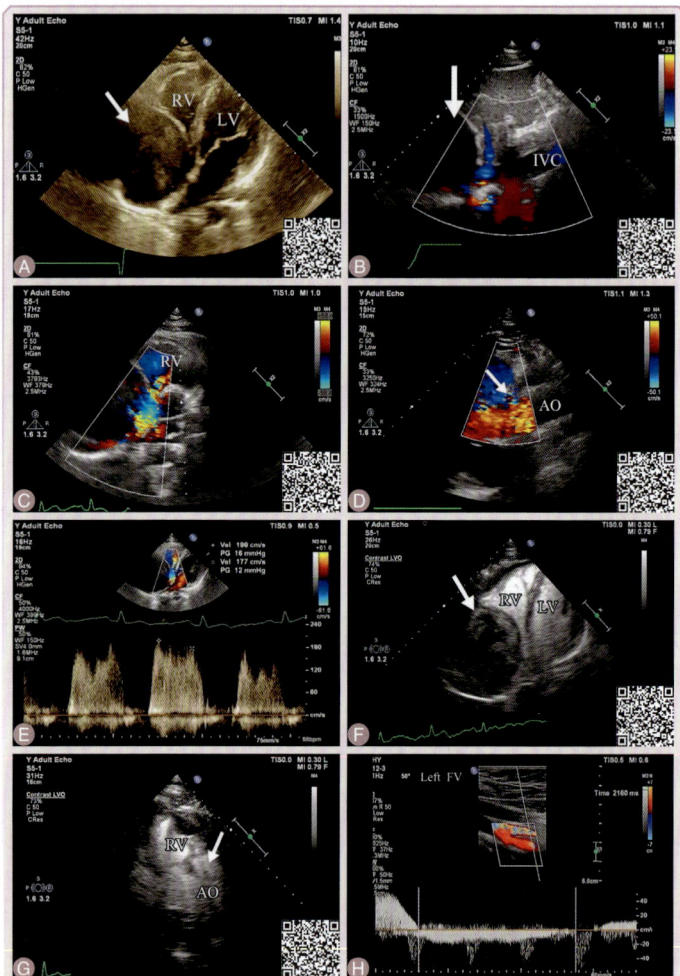

A.心尖四腔心切面示右心房外侧巨大囊状回声，形态规整，壁薄，大小约101 mm×89 mm×92 mm，囊内可见缓慢旋涡状自发显影，致右心房、三尖瓣受压变形，心包少量积液（动态）；B.剑突下切面示右心房外侧囊状回声，下腔静脉增宽，约24 mm，血流速度减慢（动态）；C.大动脉短轴切面示囊状回声，三尖瓣口血流束受压变细（动态）；D.胸骨旁左室长轴切面示右冠窦上方囊状回声与右冠状动脉相通（动态）；E.三尖瓣口流速增快，E峰1.98 m/s，A峰1.77 m/s；F.左心声学造影示右心房外侧囊状回声在右心房显影后约30 s可见造影剂显影（动态）；G.左心声学造影示右冠窦上方囊状回声与主动脉根部同时显影（动态）；H.左侧股浅静脉诱发动作可见反流信号，反流时间约2.2 s。

图9-14　病例14检查所见

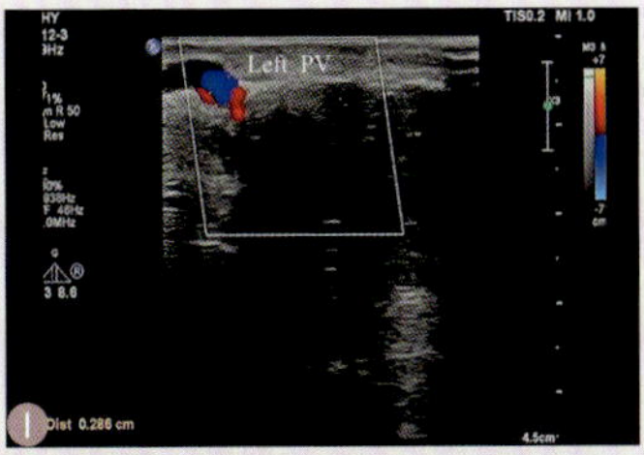

I.左侧小腿可见多处穿静脉增宽，较宽处直径约5.6 mm，诱发动作可见
反流信号（图示穿静脉直径约2.9 mm，反流时间约2 s）。RV：右心室；
LV：左心室；AO：主动脉；Left FV：左侧股静脉；Left PV：左侧小腿
段穿静脉；白色箭头所示为动脉瘤。

图9-14 病例14检查所见（续）

【超声诊断】多发冠状动脉瘤，其一巨大冠状动脉瘤压迫
右心房致三尖瓣口血流束变细；双侧股总静脉、股深静脉及左侧
股静脉、腘静脉功能不全，左侧小腿段穿静脉功能不全（考虑与
巨大冠状动脉瘤压迫右心房致三尖瓣血流不畅有关）。

病例 15

【病史】患者女性，49岁，双侧下肢静脉曲张1年，右侧为
著（声像图仅展示右侧下肢静脉）。

【检查所见】

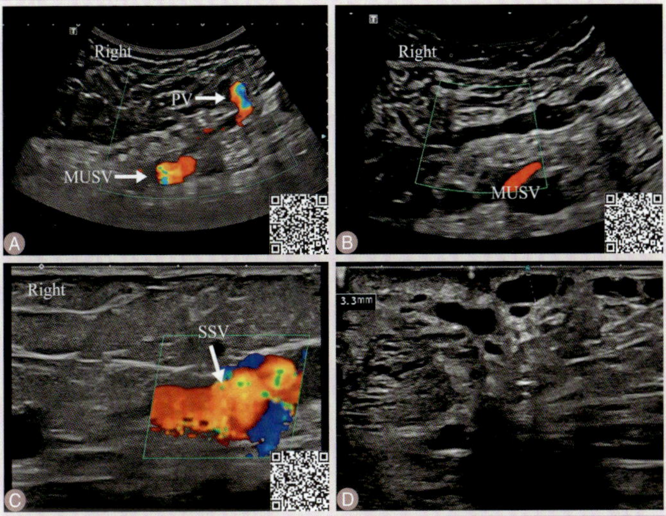

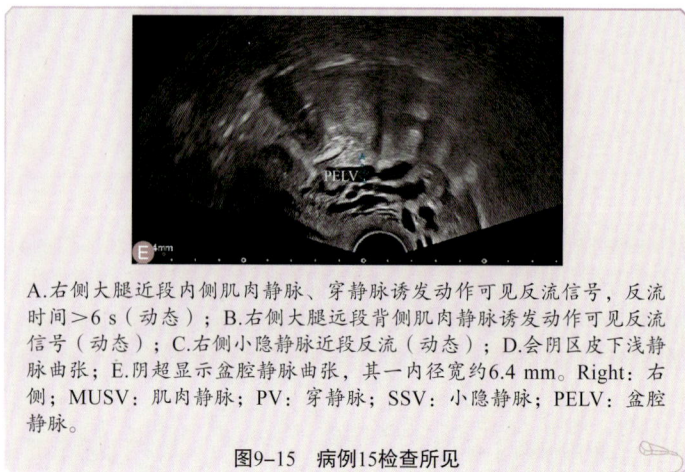

A.右侧大腿近段内侧肌肉静脉、穿静脉诱发动作可见反流信号，反流时间＞6 s（动态）；B.右侧大腿远段背侧肌肉静脉诱发动作可见反流信号（动态）；C.右侧小隐静脉近段反流（动态）；D.会阴区皮下浅静脉曲张；E.阴道显示盆腔静脉曲张，其一内径宽约6.4 mm。Right：右侧；MUSV：肌肉静脉；PV：穿静脉；SSV：小隐静脉；PELV：盆腔静脉。

图9-15　病例15检查所见

【超声诊断】盆腔静脉功能不全，双侧下肢静脉曲张（左侧为著），左侧大腿肌肉静脉及穿静脉功能不全。

病例 16

【病史】患者男性，52岁，左下肢疼痛、沉重、肿胀、酸困40余年，加重1年。

【检查所见】

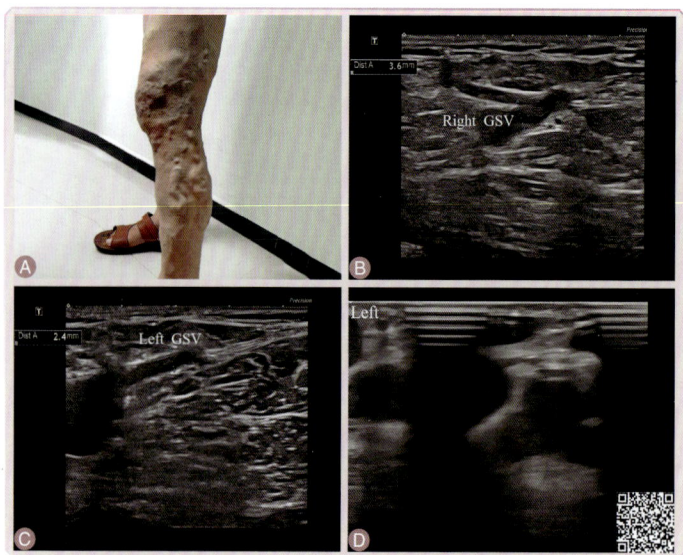

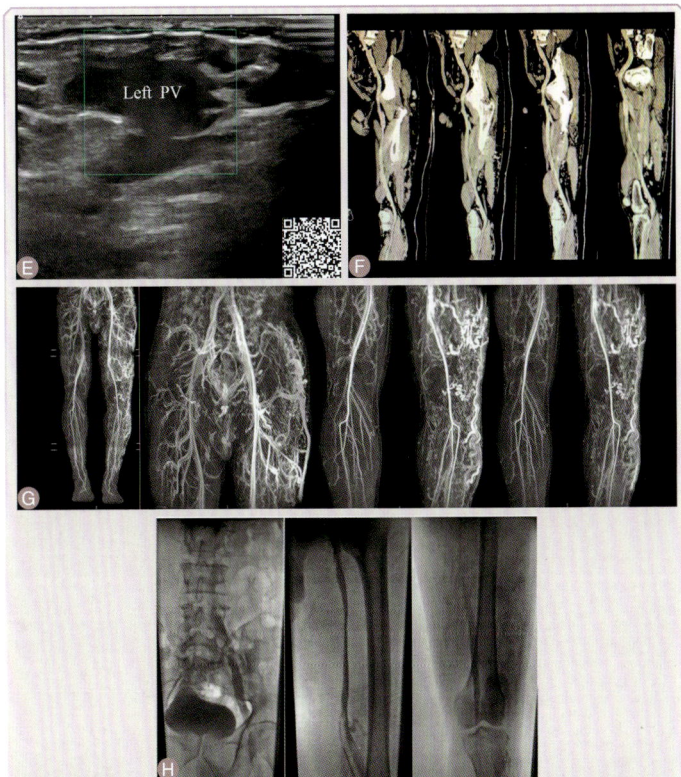

A.患者左下肢外侧浅静脉曲张，膝关节周围为著，右下肢未见明显异常；B.右侧大隐静脉隐股交界处主干内径正常，约3.6 mm；C.左侧大隐静脉隐股交界处主干内径纤细，约2.4 mm；D.左侧下肢外侧皮下浅静脉迂曲、扩张（动态）；E.左下肢多处穿静脉明显增宽并功能不全，图示穿静脉直径约11.7 mm（动态）；F.CT血管成像示左下肢增粗，左下肢皮下、肌间可见多发增粗、迂曲动静脉血管影，邻近骨质结构完整，未见明显异常，右下肢静脉未见明显异常；G.MR血管成像显示左侧下肢增粗，左侧臀部、下肢皮下软组织及肌间隙可见多发静脉血管影，可见多发细小动脉分支与之相通；H.双下肢静脉造影术+双髂静脉造影术+双下肢动脉造影术+双髂动脉造影术术中见左侧股浅动脉中段及膝下三支动脉流速缓慢，其分支血管与周围多支细小畸形血管相通，左下肢外侧血管迂曲成团扩张。Right：右侧；Left：左侧；GSV：大隐静脉；PV：穿静脉。

图9-16 病例16检查所见

【超声诊断】先天性下肢血管畸形。

病例 17

【病史】患儿男性，2岁6个月，因下肢红斑2年余就诊。

【检查所见】

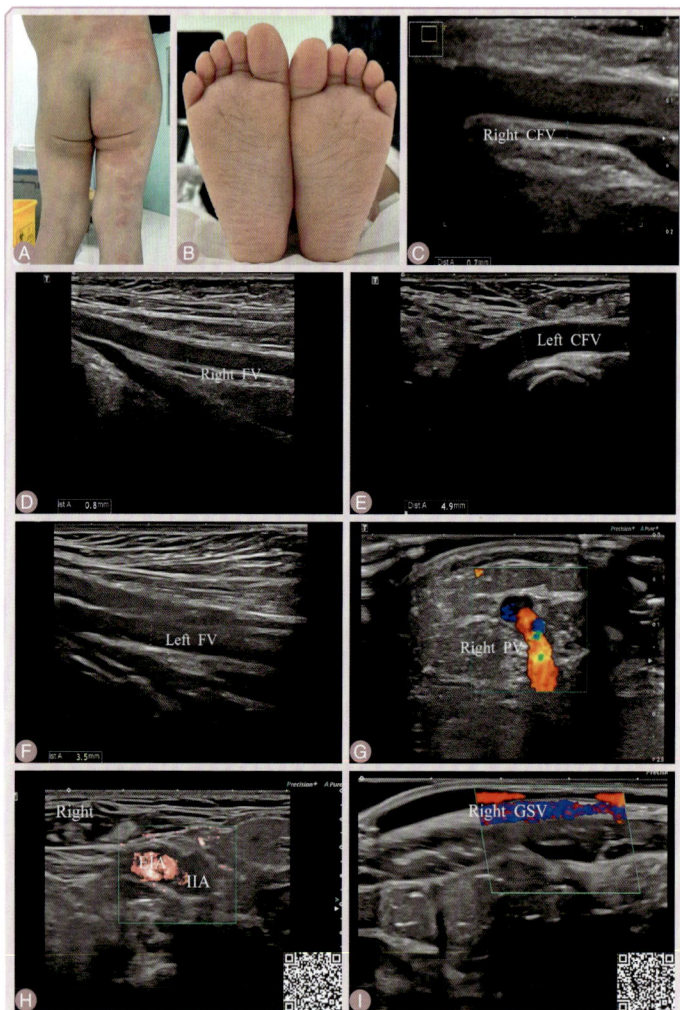

A、B.患儿右下肢可见多发葡萄酒色斑分布于肢体后外侧，腹壁皮下可见一粗大静脉，右下肢增长、增粗；C.右侧股总静脉纤细，直径约0.7 mm，近心端为盲端；D.右侧股静脉纤细，直径约0.8 mm；E.左侧股总静脉内径正常，约4.9 mm；F.左侧股静脉内径正常，约3.5 mm；G.右侧膝上穿静脉增宽并反流，内径为2.5 mm，内血流逆向；H.右侧髂总静脉、髂外静脉、髂内静脉未探及，仅可探及同名动脉（动态）；I.右侧大隐静脉未汇入右侧股总静脉，沿腹壁皮下走行，最终汇入左侧大隐静脉近段（动态）。Right：右侧；Left：左侧；CFV：股总静脉；FV：股静脉；PV：穿静脉；EIA：髂外动脉；IIA：髂内动脉。

图9-17　病例17检查所见

【**超声诊断**】符合K-T综合征声像图表现：右侧髂总、髂外、髂内静脉缺如；右侧股总、股静脉纤细（先天性发育不良）；右侧大隐静脉汇入左侧隐股交界；右侧下肢穿静脉血流逆向（考虑：旁路）。

病例 18

【**病史**】患儿男性，11岁，因右下肢青紫色肿块11年就诊。

【**检查所见**】

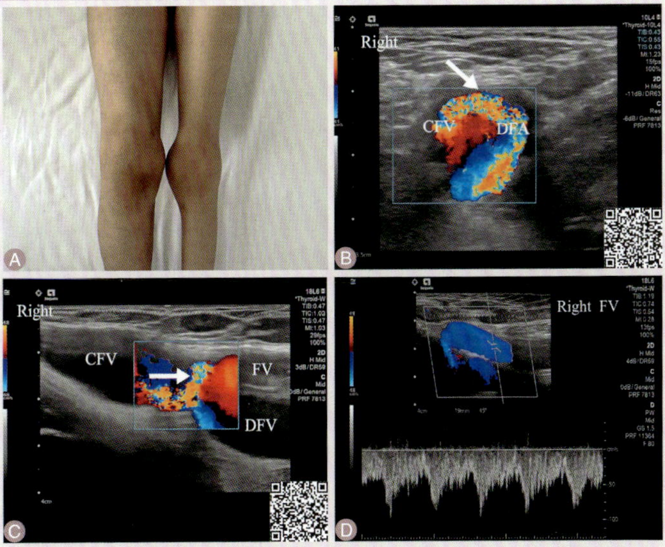

A.患儿右下肢可见多发青紫色海绵状肿块，形状不规则，边界不清晰，右下肢增长、增粗；B、C.长轴、短轴示右侧股深动脉与股总静脉近分叉处可见交通，交通口宽约3.3 mm，该处流速V_s 281 cm/s，V_d 101 cm/s，RI 0.64（动态）；D.右下肢瘘口远心端静脉血流逆向，呈动脉频谱，图示右侧股静脉。Right：右侧；CFV：股总静脉；FV：股静脉；DFV：股深静脉；DFA：股深动脉，白色箭头所示为瘘口。

图9-18 病例18检查所见

【**超声诊断**】右侧股深动脉–股总静脉瘘（考虑先天性）致右下肢瘘口远心端静脉血流逆向，呈动脉频谱。

（郭艳艳 朱好辉）

附录：

下肢静脉功能超声评估报告模板

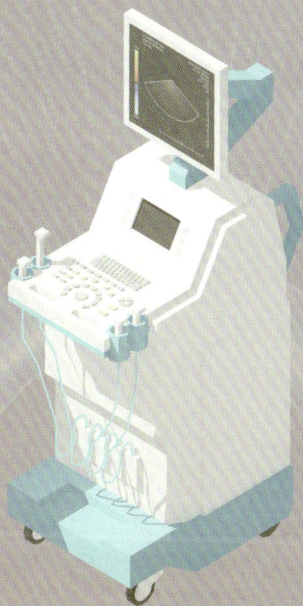

_____ 医院下肢静脉功能超声评估报告

姓名：　　　　　　　性别：　　　　　　　年龄：
临床诊断：　　　　　　电话：　　　　　　　超声号：
检查设备：　　　　　　住院号：　　　　　　申请科室/医师：

超声所见：

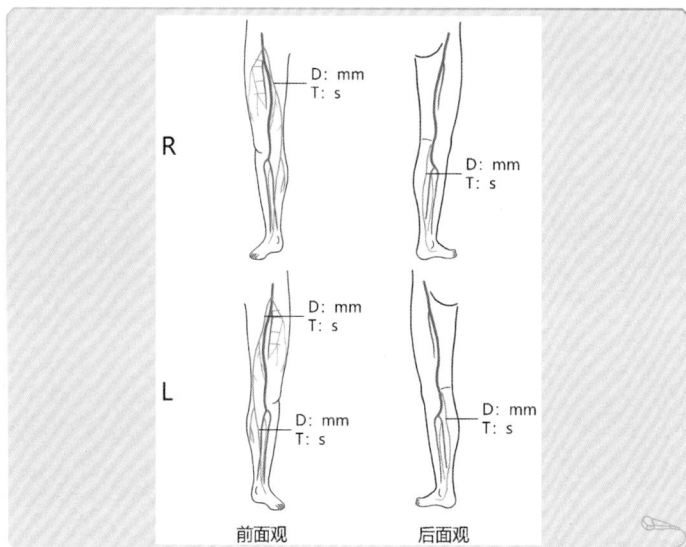

前面观　　　　　　　后面观

【右下肢深静脉】

右侧股总、股浅、股深、腘、胫前、胫后静脉及肌肉静脉走行正常，管腔内未/可见异常/____回声，范围约 __ mm/较厚处约 __ mm，探头加压管腔可/不能完全闭合。右侧肌肉静脉未见/增宽，内径约 __ mm。CDFI：__ 静脉管腔血流通畅，__ 静脉诱发动作可/未见反流信号，反流时间约 __ s。

【右侧大隐静脉】

右侧隐股交界上下径约 __ mm，左右径约 __ mm，CDFI：诱发动作可/未见反流信号，反流时间约 __ s。

右侧大隐静脉大腿段主干内径约 __ mm，CDFI：诱发动作可/未见反流信号，反流时间约 __ s。

右侧大隐静脉小腿段主干内径约 __ mm，CDFI：诱发动作可/未见反流信号，反流时间约 __ s。

于 __ 水平见一属支，内径约 __ mm，走行迂曲，CDFI：诱发动作可/未见反流信号，反流时间约 __ s，该属支分布于 __。

于 __ 可见一穿静脉，内径约 __ mm，CDFI：诱发动作可/未见收缩性/舒张性反流信号（考虑折返点/反流源，定位见体表），与之相连的皮下浅静脉迂曲、扩张，宽约 __ mm，分布于 ____。

【右侧小隐静脉】

右侧隐腘交界未探及，近心端上行，汇入静脉/汇入肌肉静脉后，汇入腘静脉/右侧小隐静脉近心端分为两支，一支上行，一支汇入腘静脉，隐腘交界内径约 __ mm，CDFI：诱发动作可/未见反流信号，反流时间约 __ s。

右侧小隐静脉主干内径约 __ mm，CDFI：诱发动作可/未见反流信号，反流时间约 __ s。

于水平见一属支，内径约 __ mm，走行迂曲，CDFI：诱发动作可/未见反流信号，反流时间约 __ s，该属支分布于 ____。

于 __ 可见一穿静脉，内径约 __ mm，CDFI：诱发动作可/未见收缩性/舒张性反流信号（考虑折返点/反流源，定位见体表），与之相连的皮下浅静脉迂曲、扩张，宽约 __ mm，分布于 ____。

【左下肢深静脉】

左侧股总、股浅、股深、腘、胫前、胫后静脉及小腿静脉走行正常，管腔内未/可见异常/ ____ 回声，范围约 __ mm/较厚处约 __ mm，探头加压管腔可/不能完全闭合。左侧肌肉静脉未见/增宽，内径约 __ mm。CDFI：____ 静脉管腔血流通畅，____ 静脉诱发动作可/未见反流信号，反流时间约 __ s。

【左侧大隐静脉】

左侧隐股交界上下径约 __ mm，左右径约 __ mm，CDFI：诱发动作可/未见反流信号，反流时间约 __ s。

左侧大隐静脉大腿段主干内径约 __ mm，CDFI：诱发动作可/未见反流信号，反流时间约 __ s。

左侧大隐静脉小腿段主干内径约 __ mm，CDFI：诱发动作可/未见反流信号，反流时间约 __ s。

于 ＿＿ 水平见一属支，内径约 ＿ mm，走行迂曲，CDFI：诱发动作可/未见反流信号，反流时间约 ＿ s，该属支分布于 ＿＿。

于 ＿＿ 可见一穿静脉，内径约 ＿ mm，CDFI：诱发动作可/未见收缩性/舒张性反流信号（考虑折返点/反流源，定位见体表），与之相连的皮下浅静脉迂曲扩张，宽约 ＿ mm，分布于 ＿＿。

【左侧小隐静脉】

左侧隐腘交界未探及，近心端上行，汇入 ＿＿ 静脉/左侧小隐静脉汇入肌肉静脉后，汇入腘静脉/左侧小隐静脉近心端分为两支，一支上行，一支汇入腘静脉，隐腘交界内径约 ＿ mm，CDFI：诱发动作可/未见反流信号，反流时间约 ＿ s。

左侧小隐静脉主干内径约 ＿ mm，CDFI：诱发动作可/未见反流信号，反流时间约 ＿ s。

于 ＿＿ 水平见一属支，内径约 ＿ mm，走行迂曲，CDFI：诱发动作可/未见反流信号，反流时间约 ＿ s，该属支分布于 ＿＿。

于 ＿＿ 可见一穿静脉，内径约 ＿ mm，CDFI：诱发动作可/未见收缩性/舒张性反流信号（考虑折返点/反流源，定位见体表），与之相连的皮下浅静脉迂曲扩张，宽约 ＿ mm，分布于 ＿＿。

超声诊断：

1. ＿ 侧大隐静脉 ＿ 段主干/属支功能不全/曲张。
2. ＿ 侧 ＿ 穿静脉功能不全。
3. ＿ 侧肌间静脉增宽。

报告/检查医师：　　　　　　　　审核医师：

记录者：　　　　　　　　　　　　报告时间：